Sophie Bergmann

Burnout und Resilienz bei Ärzten

Der Zusammenhang zwischen Resilienz, Coping-Strategien und Burnout im Arztberuf

Bibliografische Information der Deutschen Nationalbibliothek:

Die Deutsche Nationalbibliothek verzeichnet diese Publikation in der Deutschen Nationalbibliografie; detaillierte bibliografische Daten sind im Internet über http://dnb.d-nb.de abrufbar.

Impressum:

Copyright © Science Factory 2020

Ein Imprint der GRIN Publishing GmbH, München

Druck und Bindung: Books on Demand GmbH, Norderstedt, Germany

Covergestaltung: GRIN Publishing GmbH

Abstract

In der vorliegenden Arbeit wird der Zusammenhang zwischen Resilienz, den bevorzugten Coping-Strategien und Burnout im Arztberuf untersucht. Das Forschungsvorhaben basiert dabei auf der Grundannahme, dass bei Klinikärzten eine hohe Ausprägung von Resilienz mit einer niedrigeren Ausprägung von Burnout in Zusammenhang steht. Zudem wird auf Grund des bisherigen Forschungsstandes angenommen, dass resiliente Ärzte im Stress bevorzugt adaptive Coping-Strategien anwenden, wohingegen maladaptive Coping-Strategien mit Burnout korrelieren. Zusätzlich wird eine Mediation des Zusammenhangs zwischen Resilienz und Burnout durch die unterschiedlichen Coping-Strategien überprüft. Für die Auswertung der Daten werden Punkt-Moment-Korrelationen nach Pearson berechnet, sowie eine lineare Regressionsanalyse und eine Mediatoranalyse durchgeführt. Die Datenerhebung erfolgt mit einem Online-Fragebogen, in dem die Variablen Burnout mittels einer Dimension des Oldenburg Burnout Inventars (OLBI), Resilienz mittels der Resilienzskala (RS-11) und die bevorzugten Coping-Strategien mit Einzelitems des Brief-COPE erhoben werden.

Die Stichprobe besteht aus 518 Klinikärzten, darunter sind 130 männliche und 388 weibliche Ärzte mit einem Durchschnittsalter von 35,5 Jahren. Die Ergebnisse zeigen einen negativen Zusammenhang zwischen Resilienz und Burnout. Dabei sind die Werte für Burnout bei den weiblichen Ärzten im Vergleich zu den männlichen Kollegen höher. In Bezug auf die Hierarchie sind die Werte für Burnout in Assistenzpositionen höher und auf der Führungsebene entsprechend niedriger. Die Ausprägung von Resilienz zeigt jeweils eine gegenläufige Tendenz. Es liegt zudem eine positive Korrelation zwischen einer adaptiven Coping Strategie und Resilienz vor, während Burnout einen positiven Zusammenhang mit einer maladaptiven Coping-Strategie zeigt. Die Daten sind nicht vereinbar mit einer Mediation des Zusammenhanges von Resilienz und Burnout durch eine oder mehrere Coping-Strategien.

Arbeitgeber im Gesundheitswesen können diese Daten nutzen, um zielgruppenspezifische Maßnahmen zur Prävention und Gesundheitsförderung zu planen und umzusetzen.

Resilienz, Widerstandsfähigkeit, Burnout, Coping, Arztberuf, Gesundheitswesen, Stress, Belastung, Arbeitsplatz.

Inhaltsverzeichnis

Abstract III

Abkürzungsverzeichnis VI

Tabellenverzeichnis VII

Abbildungsverzeichnis IX

1 Einleitung 1

    1.1 Problemstellung 1

    1.2 Zielsetzung und Leitfragen 3

    1.3 Übersicht über die Arbeit 4

2 Theoretische Grundlagen 5

    2.1 Gesundheitsrisiken im Arztberuf 5

    2.2 Stress und Stressbewältigung (Coping) 9

    2.3 Resilienz 15

    2.4 Burnout 22

    2.5 Integration der Variablen 27

3 Methode 32

    3.1 Rahmenbedingungen 32

    3.2 Operationalisierung und Strukturbaum 38

    3.3 Fragebögen zur Messung der einzelnen Variablen 41

4 Ergebnisse 46

    4.1 Soziodemografische Daten 46

    4.2 Deskriptive Statistik zu den Variablen 48

    4.3 Überprüfung der Hypothesen und Beantwortung der Leitfragen 52

    4.4 Zusammenfassung der Ergebnisse 57

5 Diskussion **59**

    5.1 Selbstreflexion und Gütekriterien 59

    5.2 Diskussion der Ergebnisse 61

    5.3 Fazit und Ausblick 67

Literaturverzeichnis **69**

Anhang I: Fragebogen **77**

Anhang II: SPSS Daten **81**

Abkürzungsverzeichnis

AOK	Allgemeine Ortskrankenkasse
AU	Arbeitsunfähigkeit
Brief-COPE	Kurzversion des COPE-Fragebogens
COPD	Chronisch Obstruktive Lungenerkrankung
DRG	Diagnosis Related Groups
HIV	Humanes Immundefizienzvirus
ICD-10	International Statistical Classification of Diseases
MBI	Maslach Burnout Inventory
OLBI	Oldenburg Burnout Inventory
RS	Resilienzskala
SD	Standard Deviation /Standardabweichung
SPSS	Statistical Package for the Social Sciences
US	Unites States (of America)
ZNS	Zentralnervensystem

Tabellenverzeichnis

Tabelle 1: Die sechs Resilienzfaktoren 17

Tabelle 2: Phasen und Symptome im Verlauf des Burnouts 23

Tabelle 3: Differentialdiagnosen zum Burnout-Syndrom 25

Tabelle 4: Interpretation Korrelationskoeffizient 37

Tabelle 5: Operationalisierung von Coping 39

Tabelle 6: Operationalisierung von Resilienz 40

Tabelle 7: Operationalisierung Burnout 41

Tabelle 8: Häufigkeitsverteilung nach Geschlecht 46

Tabelle 9: Reliabilität des Brief-COPE 49

Tabelle 10: Korrelationskoeffizient und Signifikanz Resilienz mit Coping 55

Tabelle 11: Regressionskoeffizienten und Signifikanzen der Pfade 57

Tabelle 12: Ergebnisse zu den Hypothesen 58

Tabelle 13: Reliabilitätsstatisik Brief-COPE (adaptives Coping) 81

Tabelle 14: Reliabilitätsstatisik Brief-COPE (problemorientiertes Coping) 81

Tabelle 15: Reliabilitätsstatisik Brief-COPE (emotionsregulierendes Coping) 81

Tabelle 16: Item-Skala-Statistik Brief-COPE (adaptives Coping) 81

Tabelle 17: Statistiken zum Brief-COPE (alle Indikatoren) 82

Tabelle 18: Gruppierte Analyse von Coping nach Geschlecht (männlich) 85

Tabelle 19: Gruppierte Analyse von Coping nach Geschlecht (weiblich) 85

Tabelle 20: Reliabilitätsstatisik zu „RS-11" 85

Tabelle 21: Reliabilitätsstatisik zu „Akzeptanz des Selbst/des eigenen Lebens" 85

Tabelle 22: Reliabilitätsstatisik zu „persönliche Kompetenz" 86

Tabelle 23: Statisiken zu RS-11 86

Tabelle 24: Item-Skala-Statistiken RS-11 87

Tabelle 25: Gruppierte Analyse nach Geschlecht (männlich) 87

Tabelle 26: Gruppierte Analyse nach Geschlecht (weiblich) 88

Tabelle 27: Gruppierte Analyse nach Weiterbildungsstand (Assistenzarzt) 88

Tabelle 28: Gruppierte Analyse nach Weiterbildungsstand (Facharzt) 88

Tabelle 29: Gruppierte Analyse nach Weiterbildungsstand (Facharzt in Oberarzt-/Chefarztposition) 89

Tabelle 30: Gruppierte Analyse nach Beschäftigungsumfang (Vollzeit) 89

Tabelle 31: Gruppierte Analyse nach Beschäftigungsumfang (Teilzeit) 89

Tabelle 32: Gruppierte Analyse nach Fachrichtung (Anästhesie) 90

Tabelle 33: Gruppierte Analyse nach Fachrichtung (Innere Medizin oder Allgemeinmedizin) 90

Tabelle 34: Gruppierte Analyse nach Fachrichtung (Chirurgie) 91

Tabelle 35: Gruppierte Analyse nach Fachrichtung (Urologie/Gynäkologie) 91

Tabelle 36: Gruppierte Analyse nach Fachrichtung (Sonstiges) 91

Tabelle 37: Statisiken OLBI 92

Tabelle 38: Reliabilitätsstatisik OLBI 92

Tabelle 39: Item-Skala-Statistiken OLBI 93

Tabelle 40: Korrelation Resilienz und Burnout 94

Tabelle 41: Modellzusammenfassung Resilienz und Burnout 94

Tabelle 42: ANOVA Resilienz und Burnout 95

Tabelle 43: (Regressions-) Koeffizienten Resilienz und Burnout 95

Tabelle 44: Korrelation Resilienz und „aktives Coping" 98

Tabelle 45: Korrelation Resilienz und „instrumentelle Unterstützung" 98

Tabelle 46: Korrelation Burnout und „Gebrauch von Substanzen" 99

Abbildungsverzeichnis

Abbildung 1: Transaktionales Stressmodell (vereinfachte Darstellung) 10

Abbildung 2: Das Modell der beruflichen Gratifikationskrise 12

Abbildung 3: Relationales Resilienzmodell 16

Abbildung 4: Krisenerleben und Resilienz 19

Abbildung 5: Zusammenhang zwischen Burnout und Stress 25

Abbildung 6: Einordnung der Variablen im transaktionalen Stressmodell 28

Abbildung 7: Grafische Darstellung des Untersuchungsdesigns *(Unabhängige* 37

Abbildung 8: Weiterbildungsstand bzw. Position nach Geschlecht 47

Abbildung 9: Beschäftigungsumfang nach Geschlecht 47

Abbildung 10: Fachrichtung nach Geschlecht 48

Abbildung 11: Grafische Darstellung der Mediationspfade 56

Abbildung 12: Histogramm zum Brief-COPE (Indikator „aktives Coping") 82

Abbildung 13: Histogramm zum Brief-COPE (Indikator „instrumentelle Unterstützung") 83

Abbildung 14: Histogramm zum Brief-COPE (Indikator „positive Umdeutung") 83

Abbildung 15: Histogramm zum Brief-COPE (Indikator „Religion") 84

Abbildung 16: Histogramm zum Brief-COPE (Indikator „Gebrauch von Substanzen") 84

Abbildung 17: Histogramm zum RS-11 86

Abbildung 18: Histogramm zum OLBI 92

Abbildung 19: Einfache Streuung Resilienz und Burnout 94

Abbildung 20: Einfache Streuung Resilienz und aktives Coping 95

Abbildung 21: Einfache Streuung Resilienz und Gebrauch von Substanzen 96

Abbildung 22: Einfache Streuung Resilienz und instrumentelle Unterstützung 96

Abbildung 23: Einfache Streuung Resilienz und positive Umdeutung 97

Abbildung 24: Einfache Streuung Resilienz und Religion 97

Abbildung 25: Einfache Streuung Burnout und Gebrauch von Substanzen 99

Abbildung 26: Ausgabe Mediationsanalyse 101

1 Einleitung

1.1 Problemstellung

Der Begriff des Burnouts ist in den vergangenen Jahren zunehmend in den Fokus der Öffentlichkeit gerückt. Laut aktuellen Zahlen im Fehlzeiten-Report 2019 hat sich die Anzahl der Arbeitsunfähigkeitstage (AU-Tage) auf Grund von Burnout in den vergangenen neun Jahren mehr als verdoppelt. Während es 2009 pro 1000 AOK-Versicherten (Allgemeine Ortskrankenkasse) noch 51,2 Tage waren, so liegen diese im Jahr 2018 bei 120,5 Tagen. Im Vergleich zu 2017 betrug der Anstieg 3,8 Tage. Bereinigt man die Zahlen mittels soziodemografischer Daten und rechnet diese auf die Gesamtheit von über 36 Millionen gesetzlich krankenversicherten Arbeitnehmern hoch, erlangt man die Summe von ca. 3,9 Mio. burnoutbedingten Fehltagen im Jahr 2018, die sich auf ca. 176000 Personen erstrecken. Auffallend ist, dass besonders Beschäftigte in helfenden oder beratenden Tätigkeiten im Vergleich zu anderen Berufen häufiger an Burnout erkrankt sind. (Meyer, Maisuradze & Schenkel, 2019, S. 459–461)

Aktuelle Studienergebnisse zeigen hier besonders hohe Werte bei Ärzten[1]. Im Abgleich mit bevölkerungsrepräsentativen Stichproben lassen sich bei den Medizinern deutlich höhere Werte für Burnout finden, als in der Kontrollgruppe. (Rose, Müller, Freude & Kersten, 2019, S. 382–390)

Die zunehmende Problematik des Burnouts nimmt im Kontext des Fachkräftemangels im Gesundheitswesen eine zunehmend große Rolle ein.

Ursächlich hierfür ist u.a. neben einer Überalterung der Ärzte auch eine Feminisierung der Medizin, wodurch die Inanspruchnahme von Teilzeitmodellen stetig zunimmt. Umso wichtiger ist die Sicherung des medizinischen Nachwuchses für die einzelnen Kliniken und das deutsche Gesundheitswesen. (Klingenheben, Perings & Perings, 2019, S. 58–59)

Ein wichtiger Punkt ist vor diesem Hintergrund auch die Gesunderhaltung der Ärzte, um die Arbeitsfähigkeit wiederherzustellen oder zu erhalten.

Generell besteht das Problem, dass Beschäftigte im Rahmen der Globalisierung, Digitalisierung und einer Beschleunigung des Arbeits- und Privatlebens an ihre

---

[1] In der vorliegenden Arbeit wird zur besseren Lesbarkeit die männliche Form verwendet. Diese repräsentiert ebenfalls die weibliche und weitere Geschlechteridentitäten, wenn nicht ausdrücklich anders dargestellt.

physischen und psychischen Belastungsgrenzen kommen bzw. diese zunehmend überschreiten. Ausreichend Zeit für notwendige Pausen und Erholung bleibt dabei meist nicht. (Koehler & Koehler, 2014, S. 1733) Paradoxerweise sind die gesundheitlichen Risikofaktoren und die Prävalenz für Burnout im Arztberuf besonders hoch. Dabei stehen der Vielzahl an physischen (Schlafmangel, Zeitdruck, Überstunden), psychischen (Umgang mit Krankheit/Tod und ethischen Grenzfragen) und sozialen (mangelnde Zeit für Freunde/Familie) Belastungen in den meisten Fällen trotz hoher Gesundheitskompetenz nur beschränkte Ressourcen als Ausgleich gegenüber. Erschwerend kommen Rahmenbedingungen hinzu, die durch eine zunehmende Bürokratisierung und Arbeitsverdichtung auf die Ärzte einwirken. (Miksch, 2019, S. 112)

Doch nicht bei allen Beschäftigten führen dauerhafte Stressoren zu einer psychischen Erkrankung. Entsprechend stellt sich die Frage, wie es möglich ist, unter diesen widrigen Arbeitsbedingungen Gesundheit, Sinnerleben und Zufriedenheit zu erlangen bzw. aufrechtzuerhalten. (Zwack, 2015, S. 13) Dabei können Persönlichkeitsfaktoren ein möglicher Erklärungsansatz für diese jeweiligen Unterschiede sein. (C. Werner, Schermelleh-Engel, Gerhard & Gäde, 2016, S. 958)

Eine zunehmend große Rolle in der Belastungsforschung spielt das Konzept der Resilienz. Es beschreibt die psychische Widerstandsfähigkeit von Menschen, d.h. die Kompetenz, aus entsprechend belastenden bzw. herausfordernden Situationen ohne Schaden oder sogar gestärkt hervorzugehen. (Heller & Gallenmüller, 2019, S. 4)

Seit den 1990er Jahren hat in den Gesundheits- und Sozialwissenschaften ein Perspektivenwechsel weg von den Risikofaktoren hin zur Betrachtung der Schutzfaktoren von Gesundheit stattgefunden. Es stehen somit nicht mehr die fehlerhaften Verhaltensweisen im Fokus, sondern es geht verstärkt um die Förderung und Betrachtung von Bedingungen, die die Gesundheit schützen und erhalten. In diesem Kontext ist das Konzept der Resilienz (der seelischen Widerstandskraft) von zunehmender Bedeutung. (Fröhlich-Gildhoff & Rönnau-Böse, 2019, S. 7–8) Sie beschreibt einen dynamischen Prozess, durch den Individuen in der Lage sind, auch unter hohen Belastungen (Stress) zu bestehen und sich zu entfalten. (Rolfe, 2019, S. 24) Resilienz bietet die Chance, die unterschiedlichen Belastungen nicht nur unbeschadet zu überstehen, sondern zusätzlich an ihnen zu wachsen. Resilienz zeigt sich vor allem unter Belastung, somit lässt sie sich im Arztberuf besonders gut untersuchen. (Zwack, 2015, S. 14)

Hierbei wird auch der Frage nachgegangen, wie sich in diesem besonders belastenden Beruf des Arztes Gesundheit, Sinnhaftigkeit und Freude erhalten lassen. (Zwack, 2015, S. 13)

Besonderes Augenmerk liegt in diesem Zusammenhang auf den Bewältigungsstrategien (Coping-Stilen), die in Stresssituationen zum Einsatz kommen. Es wird davon ausgegangen, dass der bevorzugte Coping-Stil in enger Wechselwirkung mit der Resilienz und mit Burnout steht. So weisen resiliente Menschen meist einen dynamischen Coping-Stil auf, der passend und effektiv zur jeweiligen Situation ist. (Rolfe, 2019, S. 107)

Klinikärzte stehen zunehmend im Fokus der aktuellen Belastungsforschung. Dabei werden jedoch meist die Stressoren und Risikofaktoren beleuchtet. (Albrecht & Giernalczyk, 2016, S. 36) Die vorliegende Arbeit hingegen widmet sich den Schutzfaktoren bzw. der Resilienz und deren Zusammenhang mit der Stressbewältigung bzw. dem Burnout-Risiko.

1.2 Zielsetzung und Leitfragen

Unter einer hohen Arbeitsbelastung spielen die Ausprägung der Widerstandsfähigkeit (Resilienz) und die Art der Stressbewältigung (Coping-Stil) eine wichtige Rolle bzw. können Burnout begünstigen oder davor schützen. (Stock, 2015, S. 62–65) In der vorliegenden Arbeit wird diese potentiell abmildernde Wirkung der Resilienz auf Burnout untersucht, indem mögliche Korrelationen zwischen der Ausprägung von Resilienz und der Ausprägung von Burnout als Marker für eine inadäquate Stressbewältigung erhoben werden. (Pechmann, Petermann, Brähler, Decker & Schmidt, 2015, S. 197) Zusätzlich wird Coping in Form der bevorzugten Coping-Stile als Mediatorvariable eingesetzt.

Das übergeordnete Ziel des Projektes ist es, die Ausprägung der Resilienz im Arztberuf zu erheben und mögliche Zusammenhänge zu den bevorzugten Coping-Strategien und Burnout mittels Korrelationen aufzuzeigen. Dabei kann man sich dem Ziel mit den folgenden Leitfragen nähern:

- Besteht ein Zusammenhang zwischen der Ausprägung der Resilienz und der Ausprägung von Burnout?
- Besteht ein Zusammenhang zwischen der Ausprägung der Resilienz und der Auswahl der bevorzugten Coping-Strategien?
- Besteht ein Zusammenhang zwischen den bevorzugten Coping-Strategien und der Ausprägung von Burnout?

Aus den Ergebnissen und abgeleiteten Erkenntnissen wie bspw. der Ausprägung von Resilienz als Prädiktor für Burnout können für die Praxis relevante Risikogruppen identifiziert werden. Entsprechend lassen sich daraus unter Berücksichtigung der soziodemografischen Daten spezifische Präventions- bzw. Fördermaßnahmen entwickeln. (Pechmann et al., 2015, S. 201)

Explizit nicht behandelt werden im Rahmen der vorliegenden Arbeit die ursächlich physischen (z.B. radioaktive Strahlung, Rückenschmerzen) und sozialen (z.B. Schichtdienst, Nachtarbeit) Belastungen im Arztberuf. Der Fokus liegt vielmehr auf den psychischen Belastungen, bzw. im engeren Sinne auf den Komponenten der Resilienz, des Burnouts und des Copings. Zudem werden die Rahmenbedingungen im deutschen Gesundheitswesen als gegeben angenommen und nicht als im Rahmen dieses Projektes änderbar betrachtet.

Trotz oder gerade auf Grund der schwierigen gesundheitspolitischen Rahmenbedingungen nimmt die Forschung zunehmend Bezug auf die individuellen Handlungsspielräume dieses stark fremdbestimmten Berufsalltages. (Zwack, 2015, S. 5-7)

Die vorliegende Arbeit fokussiert auf die individuellen Belastungen und Bewältigungsmöglichkeiten.

1.3 Übersicht über die Arbeit

Es handelt sich bei der vorliegenden Arbeit um eine explanative, d.h. hypothesenprüfende Studie. (Döring & Bortz, 2016f, S. 192) Die Daten werden zu einem einzigen Zeitpunkt erhoben, d.h. die vorliegende Erhebung ist als Querschnittsstudie konzipiert. Mit einem Theoriekapitel wird in das Thema und die Konstrukte des Forschungsvorhabens eingeführt. Basierend auf den vorgestellten Hintergründen und den bisherigen empirischen Forschungsergebnissen werden entsprechende Hypothesen abgeleitet. Anschließend erfolgt im Methodenkapitel die Beschreibung der Rahmenbedingungen, zudem werden das methodische Vorgehen und die Auswertung der Hypothesen erläutert. Nach Durchführung der Erhebung erfolgt die Berechnung und Aufstellung der Daten zur deskriptiven Statistik, sowie die Prüfung der Hypothesen. Im abschließenden Diskussionskapitel werden die Ergebnisse interpretiert und in Bezug zum aktuellen Forschungsstand gestellt. Mit einem Fazit und Ausblick folgt eine kurze Zusammenfassung der Arbeit und der Anstöße für weitere Forschungsansätze.

2 Theoretische Grundlagen

Im Folgenden werden die theoretischen Grundlagen zu den Gesundheitsrisiken im Arztberuf, sowie zu den Konstrukten Coping, Resilienz und Burnout dargestellt. Dabei wird für die drei Variablen neben Begriffsdefinitionen und Beschreibungen der Konstrukte auch der aktuelle Stand der Forschung anhand empirischer Studien aufgezeigt. Auf Grundlage dieser Daten werden entsprechende Hypothesen zur späteren Testung abgeleitet.

2.1 Gesundheitsrisiken im Arztberuf

2.1.1 Arbeitsbedingte Belastungen

Während Ärzte früher als Halbgötter in Weiß bezeichnet wurden und somit auch eine gewisse Unverwundbarkeit verkörperten, so fand zwischenzeitlich eine Entmythologisierung des Arztberufes statt. Er ist mittlerweile als potentiell überfordernd und krankmachend bekannt. Obwohl es sich um den Beruf mit der höchsten Gesundheitskompetenz handelt, ist diese in Zeiten einer zunehmenden Bürokratisierung und beruflicher Unsicherheit schwer umzusetzen. (Zwack, 2015, S. 5–7) Die hohe Belastung im Arztberuf wird vor allem durch die steigende Arbeitsverdichtung und die gesundheitspolitischen Rahmenbedingungen verursacht. Faktoren hierfür stellen komplexe Dokumentationspflichten, steigende Fallzahlen bei sinkendem oder gleichbleibendem Personalstand, das DRG-System (Diagnosis Related Groups-System), hierarchischer Druck und Budgetdeckelung dar. Dieser grundsätzliche Trend zur Ökonomisierung und Bürokratisierung im Gesundheitswesen steht häufig im Zentrum berufspolitischer Interessensvertretungen. (Zwack, 2015, S. 15)

Der ärztliche Arbeitsalltag ist geprägt von den unterschiedlichsten Herausforderungen wie bspw. zahlreichen Vorschriften und Regeln (Abrechnung, Versicherungsbestimmungen, Leitlinien, Gesetzen, etc.). Zudem sind potentiell belastende Themen wie Krankheit, Leid und Tod allgegenwärtig, was ein sehr hohes seelisches Engagement zur Folge hat. Auch Überstunden, Nachtarbeit und Notdienste stehen an der Tagesordnung. Hinzu kommen die selten sichtbaren Erfolge, Einzelkämpferdasein und zunehmende Konkurrenz innerhalb des Kollegiums, sowie teilweise Mobbing. (Bergner, 2016, S. 977)

Die kontinuierliche Verbesserung der diagnostischen Möglichkeiten führt gleichzeitig zu einer zunehmenden Spezialisierung. Der Patient und dessen Behandlung wird aus Sicht des Arztes immer bruchstückhafter. Ein Arzt überweist zum nächsten fachärztlichen Kollegen und die Ganzheitlichkeit oder Sinnhaftigkeit nehmen weiter ab. Die damit verbundene Bürokratie und Dokumentationspflicht zur juristischen Absicherung, sowie Vermeidung von Anklagen und Schadensersatzansprüchen prägen den beruflichen Alltag mehr als die Gesundung des Patienten. (Bergner, 2010, S. 62–90)

Der Arztberuf ist dominiert von Interaktionen und Hilfestellungen, wobei es sich um eine asymmetrische Beziehung zwischen Arzt und Patient handelt. Dabei hat der Arzt charakteristisch immer eine gewisse Restunsicherheit bei der Diagnosestellung, mit der er leben muss. Die daraus resultierenden, potentiell falschen Entscheidungen können zu dauerhaften Belastungen werden. (Albrecht & Giernalczyk, 2016, S. 36)

Teilweise kommen große Zweifel und Versagensängste auf, wenn Patienten nicht geheilt werden können. Dabei kann ein Arzt dem Patienten lediglich helfen, seine Heilung zu finden. Vermeintliche Misserfolge führen entsprechend zu negativen Konsequenzen für die Gesundheit von Arzt und Patient. (Bergner, 2010, S. 90–91)

Bei einer zu starken Identifikation mit dem eigenen Beruf können Ärzte auch ein persönliches Gefühl der Niederlage empfinden, wenn ein Patient stirbt. Dabei werden sie auch häufig mit der eigenen Todesangst und Verletzlichkeit konfrontiert. (Bergner, 2010, S. 113–114)

Der Arztberuf bewegt sich in Bezug auf das Arzt-Patienten-Verhältnis auf einem Grenzweg zwischen Nähe und Distanz. Diese sollte im Optimalfall von gegenseitigem Respekt und Zurückhaltung geprägt sein. Wird von einer der Seiten die Grenze der Vertraulichkeit überschritten, kann es zu problematischen, emotionalen Konsequenzen bzw. mangelnder Distanz kommen. (Bergner, 2010, S. 101)

Das Arbeiten im Krankenhaus ist meist geprägt von steilen, militärähnlichen Hierarchien. Dabei zeigt sich, dass höher positionierte Ärzte ein geringeres Burnout-Risiko haben. (Bergner, 2010, S. 117–118)

Die ursprünglichen Motivationen eines Arztes beim Berufseinstieg unterscheiden sich oft deutlich von den Erfahrungen, die im Arbeitsalltag gemacht werden. (Zwack, 2015, S. 18)

Im Arztberuf können die multiplen Belastungen, Anhängigkeiten und Anforderungen zu einem schleichenden Deinvestitionsprozess führen. Es wird bspw. an der Kommunikation mit Kollegen, Patienten, Familie oder generell an privaten

Ausgleichsaktivitäten gespart. Daraus wiederum resultieren leere Ressourcenspeicher. Dabei ist es gerade in stressgeprägten Berufen wichtig, Energiedepots und Stresspuffer aufzubauen, indem die eigenen körperlichen, psychischen und sozialen Ressourcen gepflegt werden. (Zwack, 2015, S. 18–19)

Die gesellschaftlichen Rollenerwartungen an den Arzt als immer hilfs- und einsatzbereiter Held sind schwer zu erfüllen. (Zwack, 2015, S. 21)

Ärzte arbeiten in einem Spannungsfeld zwischen persönlichen Zielen und der Realität schier unendlicher Aufgaben. Primäre Folge ist die Steigerung des Arbeitspensums, doch selbst wahrgenommen wird nur der verbleibende Rest unerledigter Aufgaben. Daraus entwickelt sich häufig ein reaktives Handeln, das vor allem durch das Vermeiden von unangenehmen Aufgaben anstelle des Angehens erfüllender Aufgaben bestimmt wird. Dieser Wandel von Annäherungszielen zu Vermeidungsziele hat den langfristigen Effekt, positive Emotionen zu verhindern. (Zwack, 2015, S. 24)

Auch Aspekte der Work-Life-Balance sind im Arztberuf häufig im Ungleichgewicht. Viele Ärzte beschreiben ein Gefühl der Zerrissenheit, da es unmöglich zu sein scheint, berufliche und private Erwartungen zufriedenstellend zu erfüllen. (Zwack, 2015, S. 51)

Neben den Belastungen kann aber auch gerade die Erfahrung, Mitmenschen helfen zu können, das Engagement steigern und auch sinnstiftend sein. (Albrecht & Giernalczyk, 2016, S. 36–37)

Zudem kann der tägliche Kontakt mit dem Tod auch helfen, das eigene Leben schätzen zu lernen bzw. lassen sich anhand von Patientenschicksalen Priorisierungen der eigenen Lebensziele ableiten. (Zwack, 2015, S. 34)

Die Folgen dauerhafter, psychischer Belastungen sind bei Ärzten im beruflichen Kontext besonders gravierend. So können fehlerhafte Selbstmedikation, schlechte Behandlungsqualität oder -fehler auch Auswirkungen auf die anvertrauten Patienten haben. (Albrecht & Giernalczyk, 2016, S. 36)

2.1.2 Empirische Studien

In einer Heidelberger Studie, die auf mehr als 200 qualitativen Interviews mit Ärzten basiert, wurden der hohe administrative Aufwand und die zunehmende Bürokratisierung als Hauptstressoren im Arztberuf genannt. Zudem werden die unzureichende Honorierung und mangelnde finanzielle Sicherheit als Belastungen empfunden. Beide Aspekte lassen sich jedoch nur auf gesundheitspolitischer

Ebene lösen. Somit ist der Umgang mit diesen Herausforderungen von entscheidender Bedeutung. Ärzte müssen eigene Grenzen kennen und akzeptieren, sowie einen gesunden Egoismus entwickeln, um ausreichend Zeit für einen Ausgleich zu finden. (Zwack, 2015, S. 6)

In einer irischen Studie mit 68 halbstrukturierten Interviews beschrieben die befragten Ärzte folgende Hauptstressoren: (O'Dowd et al., 2018, S. 6)

- Überstunden und Schichtarbeit
- Gefährdung der Grundbedürfnisse
- Arbeitsbelastung und -anforderungen
- Komplexe und emotional anstrengende Fälle
- unzureichende organisatorische Ressourcen

In einer Befragung von 1476 Ärzten in Deutschland zeigte sich, dass 16,7% von ihnen weniger zufrieden und 15,5% unzufrieden sind. Ausschlaggebende Faktoren waren ein schlechtes Arbeitsklima, mangelnde Vereinbarkeit von Beruf und Familie, Arbeitsüberlastung, die fehlende Möglichkeit, ein geregeltes Leben zu führen, und Zeitdruck. Ein weiterer Aspekt stellt die mangelnde berufliche Autonomie dar, hierbei werden Bürokratisierung, Ökonomisierung und Beschränkung der ärztlichen Entscheidungsbefugnisse von den Befragten als Hauptfaktoren genannt. Besonders die Dominanz der Krankenkassen wird als weitere Bedrohung der ärztlichen Autonomie angesehen. Zusätzliche Belastungen stellen die Delegation nicht ärztlicher Aufgaben an Ärzte, sowie die mangelnde zeitliche Kalkulierbarkeit dar. Diesbezüglich gaben 53,7% der Krankenhausärzte an, mehr als 46 Wochenstunden zu arbeiten und dennoch zu wenig Zeit für die einzelnen Patienten zu haben. 83,8% der Klinikärzte geben an, dass die vorhandene Zeit für die Patientenversorgung nicht ausreicht. Verstärkt wird dies durch ein empfundenes Missverhältnis zwischen Verantwortung und Entlohnung. (Merz & Oberlander, 2008, 322-323)

In einer von Frankfurter Forschern durchgeführten Studie wurden Ärzte unterschiedlicher Fachrichtungen u.a. in Bezug auf ihre Arbeitsbedingungen online befragt. Es haben 7090 Klinikärzte teilgenommen. Auffallend war, dass am häufigsten die chirurgisch tätigen Ärzte Disstress ausgesetzt sind. (Bauer & Groneberg, 2015, 150-158)

2.2 Stress und Stressbewältigung (Coping)

2.2.1 Stress und Stressmodell

Es existieren in der Psychologie unterschiedliche Erklärungsansätze, in denen Stress als Reaktion, als Reiz, oder als Transaktion verstanden wird. (Knoll, Scholz & Rieckmann, 2017, S. 85-86)

Diejenigen Theorien, in denen Stress als vorrangig physiologische Reaktion auf Auslöser definiert wird, werden in Disziplinen wie der Medizin, Biologie oder Psychophysiologie beschrieben. Diese Stresstheorien fokussieren besonders auf zwei körpereigene Regulationssysteme, das Hypothalamus-Nebennierenmark-System und das Hypothalamus-Hypophysen-Nebennierenrinden-System. (Knoll et al., 2017, S. 85-86) Dabei kommt es bei einer als bedrohlich eingeschätzten Situation zu einer Aktivierung der Sympathikus-Nebennierenmark-Achse und folglich zu einer Adrenalinfreisetzung. Die Signalübertragung erfolgt sehr schnell und läuft mittels elektrischer Impulse über Nervenbahnen ab. Dadurch werden u.a. das Herz-Kreislauf-System und die Atmung aktiviert. Bei weiter anhaltender Gefahrensituation wird auch die zweite Achse aktiviert. Es handelt sich um die Hypothalamus-Hypophysen-Nebennierenrinden-Achse, durch die eine Kortisolausschüttung erfolgt. Die Signalübertragung läuft hier über das Blut und deutlich langsamer ab, als beim ersten Weg. Es kommt zur Vorbereitung auf eine langfristige Stressreaktion. (Kaluza, 2018, S. 29)

Bei der Betrachtung von Stress als Reiz hingegen wird Stress als Auslöser bzw. als Stimulus in den Vordergrund gestellt. In den darauf basierenden Theorien werden unterschiedliche kritische Lebensereignisse oder Situationen erfasst und nach Stärke des Bewältigungsaufwandes geordnet. (Knoll et al., 2017, S. 91)

Das kognitiv-transaktionale Stressmodell nach Lazarus definiert Stress als einen Interaktionsprozess, der zwischen Person und Umwelt stattfindet. Dieses Modell stellt die mit Abstand am meisten zitierte Stresstheorie in der Psychologie dar. (Knoll et al., 2017, S. 93)

Das kognitiv-transaktionale Modell basiert auf einer psychologischen Theorie, nach der die verschiedenen situationsspezifischen Reaktionen gemeinsam mit den individuellen Einschätzungen berücksichtigt werden. Dabei bietet es eine Erklärung, wie aus Stressoren und Risiken gemeinsam mit Bewertungs- und Anpassungsprozessen konkrete Verhaltensweisen entstehen. Zunächst wirkt dabei ein Umweltreiz als Stressor auf eine Person ein und dieser wird kognitiv interpretiert.

Wenn die Person diesen Reiz als gefährlich einstuft, sowie zugleich die Ressourcen als nicht ausreichend eingeschätzt werden, kommt es zu Stress. Bei der Primärbewertung findet eine Interpretation des Stressors statt. Dieser wird in positiv, gefährlich oder irrelevant eingeordnet. Bei einer Einordnung als „gefährlich" kann dieser als Herausforderung, Bedrohung oder Verlust gesehen werden. In einer sekundären Bewertung findet eine Abschätzung der verfügbaren Ressourcen statt. Hier liegen entweder ausreichend oder mangelnde Ressourcen zur Bewältigung vor. Im letzteren Fall kommt es zu einer Stressreaktion und in Folge zu Adaptionsprozessen, bzw. Coping. Dieser Ansatz wird als transaktional bezeichnet, da es sich um ein prozesshaftes Bewältigungsgeschehen handelt und eine Kontextabhängigkeit der individuellen Einschätzung besteht. Der Umgang mit einem Stressor wird als Coping bezeichnet. (Leipold, 2015, S. 103–104 und Lazarus & Folkman, 1984, S. 181–223)

In Abbildung 1 sind das Modell und die entsprechende Einordnung von Coping vereinfacht dargestellt.

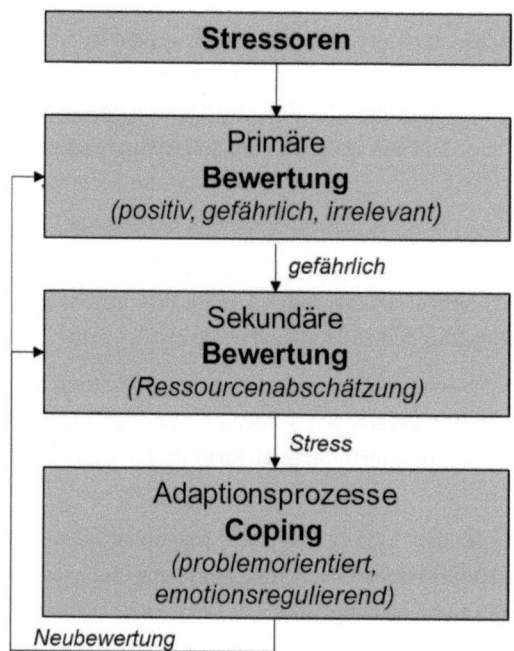

Abbildung 1: Transaktionales Stressmodell (vereinfachte Darstellung)
(Quelle: eigene Darstellung in Anlehnung an Lazarus & Folkman, 1984)

Wenn der Stressor als Herausforderung eingeschätzt wird und zudem immer wieder Phasen der Erholung auftreten, bezeichnet man diesen Stress als Eustress. Es findet in diesem Kontext keine Beeinträchtigung der Gesundheit statt. Im Laufe der Evolution war die Stressreaktion überlebenswichtig, um sich den direkten Gefahren wie wilden Tieren und Feinden gegenüberzustellen oder zu fliehen („Fight-or-flight-Syndrom"). In der heutigen Zeit hingegen ist Stress vor allem in seiner chronischen Form potentiell krank machend. Vor allem die Veränderungen der Arbeitswelt mit Stressoren wie Arbeitsverdichtung, unsichere Beschäftigungsverhältnisse, Zeitdruck und ständige Erreichbarkeit wirken auf den Menschen ein. Es kann hierdurch zu einem Gefühl der dauerhaften Überforderung und mangelnder Erholungsphasen kommen. Diese ständige Mobilisierung von Energie bezeichnet man als Distress, der chronisch werden und zu Krankheitssymptomen führen kann. (Struhs-Wehr, 2017, S. 32–33)

Der Forscher Siegrist hat das Modell der beruflichen Gratifikationskrisen geprägt. Dabei wird eine stressbedingte Krankheitsentstehung durch eine mangelnde Entlohnung für beruflich erbrachte Leistungen erklärt. Das Arbeitsverhältnis basiert prinzipiell auf der Norm der sozialen Gegenseitigkeit. Hierbei wird vorausgesetzt, dass eine adäquate Entlohnung für die Arbeitsleistung erfolgt. Diese mangelnde Gegenseitigkeit in Form von hohen Aufwänden und geringen Belohnungen ist häufig, wenn Arbeitnehmern keine Alternativen zur Verfügung stehen, ein starker Wettbewerb besteht oder sie ein übermäßiges berufliches Engagement aufweisen. Dabei führt eine dauerhafte Belastung durch ein Ungleichgewicht zwischen Verausgabung und Gratifikation zu einem erhöhten Risiko für stressbedingte Störungen. (Siegrist, 2005, S. 1033–1038)

Abbildung 2 veranschaulicht dieses Modell bzw. die möglichen Extreme in der Ausprägung. Die linke Waage symbolisiert dabei eine verstärkte Verausgabung für den Beruf (z.B. Anforderungen, Verpflichtungen, Belastungen) in Kombination mit verminderter Gratifikation (z.B. Wertschätzung, Einkommen, Anerkennung). Infolgedessen kann schädlicher Stress entstehen. Auf der rechten Seite hingegen führen eine übermäßige Gratifikation zu einer gesundheitsförderlichen Situation. (Hillert, Koch & Lehr, 2018, S. 31–32 und Siegrist, 1996, S. 1033–1038)

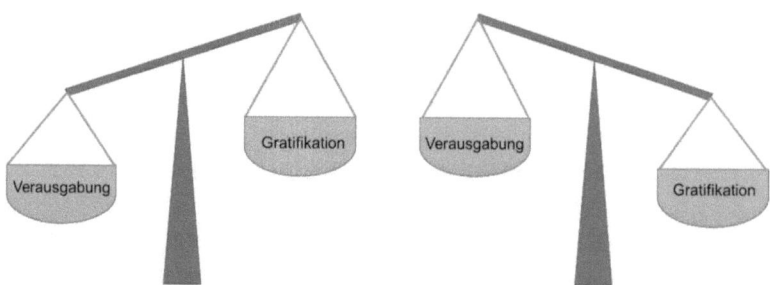

Abbildung 2: Das Modell der beruflichen Gratifikationskrise
(Quelle: eigene Darstellung in Anlehnung an Siegrist, 1996, S. 30 und Hillert et al., 2018, S. 32)

2.2.2 Coping und Copingstrategien

Coping beschreibt den Umgang mit Stressoren und deren Bewältigung. (Becker, 2014, S. 133), d.h. die Art und Weise, wie bzw. ob Ressourcen eingesetzt werden. (Schaper, 2019, 583) Ist ein Mensch einem Stressor ausgesetzt, dann erfolgt zunächst eine Einschätzung der Situation im Hinblick auf die Bedrohlichkeit der Lage und die Bewältigungsmöglichkeiten. Hier kommen Coping bzw. der situationsabhängig bevorzugte Coping-Stil zum Einsatz. (Stock, 2015, S. 65)

Im transaktionalen Stressmodell von Lazarus ergibt sich somit das Coping aus einer primären, sekundären und ggf. neuen Bewertung der eigenen Ressourcen. Coping wird entsprechend als ein Bewältigungsprozess derjenigen Anforderungen bezeichnet, die von dem Individuum im Abgleich mit den eigenen Ressourcen als stressend eingeschätzt werden. (Lazarus und Folkman 1984, S. 283)

In diesem Sinne beschreibt Coping die individuellen Bemühungen, mit Stress umzugehen. (Knoll et al., 2017, S. 96-97) Es gibt zahlreiche Möglichkeiten der Klassifikation von Coping bzw. Copingstrategien.

Die beiden wichtigsten Bewältigungsstile sind das problemorientierte und das emotionsregulierende Coping. Im ersten Fall wird versucht, das Problem zu beseitigen, indem die Situation geändert wird. Im zweiten Fall wird versucht, die Intensität der negativen Emotionen zu lindern. Beide Coping-Formen lassen sich jedoch nicht nur isoliert voneinander betrachten, sondern beeinflussen sich gegenseitig. So kann bspw. eine emotionale Regulation dazu führen, dass man neue, problemlösende Bewältigungsformen entwickelt. (Leipold, 2015, S. 103-104 und Lazarus & Folkman, 1984, S. 181-223)

Die Form der emotionsregulierenden Bewältigung kann durch direktes Agieren oder auch nur auf der kognitiven Ebene ausgeführt werden. Dabei wird nicht versucht, die Herausforderungen oder Bedrohungen zu ändern, sondern die damit verbundenen bzw. entstandenen Emotionen zu beeinflussen. Dies kann adaptiv u.a. über positives Umdeuten geschehen, (Knoll et al., 2017, S. 109-110) oder maladaptiv u.a. durch den Gebrauch von Substanzen (Psychopharmaka oder Alkohol). Dadurch werden evtl. vorübergehende Regulationen bewirkt, jedoch nicht die Ursache behoben. (Schaper, 2019, 583)

Bei der problemorientierten Bewältigung hingegen ist die jeweilige Person aktiv und versucht, die Situation direkt zu beeinflussen. Das kann bspw. durch eine ausgiebige Beschäftigung und Vorbereitung auf eine Herausforderung, wie bspw. eine geplante Prüfung oder die Inanspruchnahme eines Expertenrats bspw. bei Beziehungsproblemen sein. Häufig lassen sich durch problemorientierte Coping-Strategien Stresssituationen besser kontrollieren. (Knoll et al., 2017, S. 109-110) Zusätzlich zu den Handlungen gegen die Herausforderung können in diesem Zusammenhang auch Aktionen unterlassen werden, um die Bedrohung nicht zu verstärken bzw. sogar zu verhindern. (Schaper, 2019, 583)

In welcher Situation welche Coping-Strategie angewendet wird, ist abhängig von den individuell wahrgenommenen Situationsmerkmalen. (Knoll et al., 2017, S. 109-110)

Der erlebte Druck, der zur Anwendung einer Copingstrategie führt, ist vergleichsweise stark. Anhängig davon, welche Copingstrategie ausgewählt wird, kann es zu negativen, gesundheitlichen Konsequenzen kommen. (Leipold, 2015, S. 101)

2.2.3 Abgrenzung gegenüber anderen Konzepten

Die Ursprünge der Bewältigungsforschung liegen in der Psychoanalyse und gehen auf das Modell der **Abwehrmechanismen** zurück. (Knoll et al., 2017, S. 102) Es wurden unterschiedliche Coping-Formen in Studien untersucht und den Abwehrmechanismen gegenübergestellt. Dabei zeigte sich, dass diese sich zunächst durch das Ausmaß ihrer Bewusstheit voneinander unterscheiden – während Coping meist bewusst abläuft, handelt es sich bei Abwehrmechanismen um ein unbewusstes Reagieren. Somit lässt sich mit Coping auch eine Handlungsabsicht verbinden, während Abwehrmechanismen nicht absichtlich herbeigeführt werden können. Entsprechend ist beim Coping die Person-Umwelt-Passung günstiger zu prognostizieren, als bei reinen Abwehrmechanismen. (Diehl et al., 2014, S. 634-648 und Leipold, 2015, S. 106-107)

Kobasa beschreibt in seinem **Hardiness**-Modell eine Kombination von Eigenschaften, die eine Widerstandskraft ähnlich der Resilienz ausmachen. Er identifiziert dabei drei Faktoren, die den Unterschied zwischen den von ihm untersuchten Führungskräften ausmachten, die unter Stress krank wurden im Gegensatz zu jenen, die gesund blieben. Diese sind: (Kobasa, 1979, S. 1–11)

1. Commitment: Interesse am eigenen Tun
2. Control: Überzeugung, Geschehnisse aktiv beeinflussen zu können
3. Challenge: Fähigkeit, Herausforderungen als Chancen zu sehen

In einer im Jahr 2000 durchgeführten Studie zeigte sich, dass Hardiness auf einer ausgeprägten Anwendung problemorientierter Bewältigungsstrategien basiert. (Soderstrom, Dolbier, Leiferman & Steinhardt, 2000, S. 324–326) Damit bildet es nur einen Teil des gesamten Coping-Spektrums ab.

2.2.4 Forschungsstand

Seit den Anfängen der Stressforschung werden Reiz-Reaktions-Theorien sehr häufig zitiert. Sie beschreiben, dass ein bestimmter Stressor eine bestimmte Reaktion auslöst. Dabei fanden jedoch die jeweiligen Unterschiede von Individuen und die damit verbundenen, psychologischen Prozesse keine Berücksichtigung. In der weiterführenden Forschung bzgl. Erklärungsansätzen von Stressreaktionen sind das Transaktionale Stressmodell nach Lazarus und das Effort-Reward-Imbalance-Modell entwickelt worden. (Albrecht, 2015, S. 22)

Das Transaktionale Stressmodell ist in diesem Zusammenhang das einflussreichste Konzept der vergangenen drei Dekaden. Nahezu alle Veröffentlichungen beziehen sich auf diese Theorie. Dennoch ist bislang kein empirischer Nachweis der Theorie gelungen. So sind bspw. eine Operationalisierung und Trennung der Bewertungsschritte (primär und sekundär) nicht möglich. (Knoll et al., 2017, S. 97) Zusätzlich gab es in den vergangenen Jahren weitere Klassifikationsansätze von Coping, wobei eine sinnvoll erscheinende und statistisch belegbare Clusterung von einzelnen Bewältigungsarten vielfältig diskutiert wird.

So lassen sich Bewältigungskonzepte auch nach dipositionsorientiert (Trait) und situationsspezifisch (State) unterscheiden. Die dispositionsorientierten Ansätze untersuchen Persönlichkeitsmerkmale, die in Stresssituationen regelmäßig wiederkehren. Hierbei geht es auch um die Identifikation von Personen, die z.B. Bewältigungsdefizite aufweisen und somit individuelle Interventionsprogramme sinnvoll erscheinen. Die Annahme der situationsspezifischen Bewältigung basiert auf der subjektiv wahrgenommenen Besonderheit der Stresssituation und der entsprechenden Bewältigungsreaktion darauf. Hier liegt in der Forschung der Fokus auf der Beziehung der eingesetzten Coping-Strategien untereinander, sowie der körperlichen Reaktion darauf. (Krohne, 2017, S. 81–82)

2.3 Resilienz

2.3.1 Begriffsdefinition

Der Begriff der Resilienz kommt ursprünglich aus dem lateinischen („resilire") und beschreibt in der Materialwissenschaft die Fähigkeit der Elastizität, d.h. dass ein Gegenstand nach Krafteinwirkung von außen in seinen Ausgangszustand zurückspringt. Entsprechend wird damit beim Menschen die Fähigkeit beschrieben, schwere Belastungen in gesundheitserhaltender Art und Weise zu überstehen. Damit kann im Optimalfall die Chance entstehen, berufliche oder alltäglich Belastungen nicht nur ohne negative Folgen, sondern sogar gestärkt zu überwinden, bzw. an ihnen zu wachsen. (Zwack, 2015, S. 14)

Die Anfänge der psychologischen Resilienzforschung lagen in der Beobachtung, dass nicht alle Menschen unter widrigen Umständen gesundheitliche Probleme entwickeln. Im Rahmen zahlreicher Studien wurde herausgefunden, dass es eine psychische Widerstandsfähigkeit geben muss, die dies beeinflusst. (Zwack, 2015, S. 16)

Dabei lässt sich Resilienz als ein relationales Konstrukt beschreiben, in dem die Komponenten Stress bzw. Belastungen als Risikofaktoren auf der einen und individuellen Adaptionsprozesse auf der anderen Seite in einer dynamischen Beziehung interagieren. Resilienz wird somit durch eine bestimmte Person-Situations-Konstellation definiert. (Leipold, 2015, S. 32–33)

Bei Resilienz handelt es sich um einen variablen und kontextabhängigen Prozess und keine konstante, angeborene Fähigkeit. (Fröhlich-Gildhoff & Rönnau-Böse, 2019, S. 9)

Resilienz beschreibt die Fähigkeit von Personen, trotz starker Belastungen oder widriger Lebensumstände psychisch gesund zu bleiben. Dabei handelt es sich bei diesem Konstrukt um einen situationsabhängigen und variablen Prozess, der sich im Laufe des Lebens entwickelt. In internationalen Langzeitstudien wurden innerhalb der vergangenen Jahre Schutzfaktoren identifiziert, die diese Widerstandsfähigkeit unterstützen. Die situationsabhängige Definition von Resilienz bedingt somit, dass diese sich nur unter bestimmten Bedingungen zeigt: Es muss zum einen eine Risikosituation vorliegen und zum anderen muss diese von der jeweiligen Person positiv bewältigt werden. Resilienz kann über die Lebensspanne hinweg gestärkt oder geschwächt werden. Es handelt sich hierbei um ein multidimensionales Konstrukt, dass u.a. biologische, psychologische und psycho-soziale Faktoren beinhaltet. (Fröhlich-Gildhoff & Rönnau-Böse, 2019, S. 9–11) In Abbildung 3 ist das Konstrukt der Resilienz als kompensatorische Widerstandsfähigkeit dargestellt, die in einem Zusammenspiel zwischen Risikofaktoren und Adaptionsprozessen entstehen kann. (Fröhlich-Gildhoff & Rönnau-Böse, 2019, S. 13)

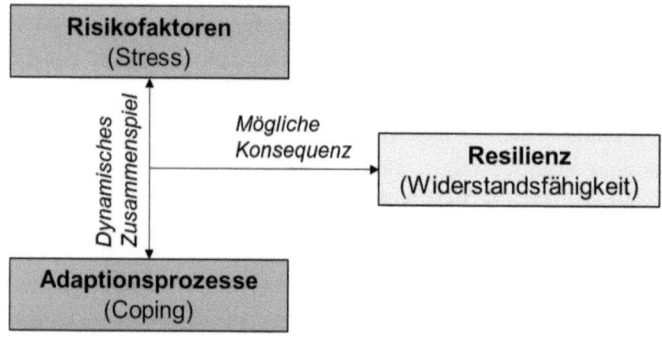

Abbildung 3: Relationales Resilienzmodell
(Quelle: Eigene Darstellung in Anlehnung an Leipold, 2015, S. 33)

Bei der Umschreibung des Begriffes der Resilienz liegt der Fokus auf den Ressourcen und nicht auf den Defiziten der Bewältigung. Der Mensch wird dabei als aktiver Mitgestalter des eigenen Lebens unter Hilfestellungen u.a. von sozialer Unterstützung betrachtet, der in der jeweiligen Situation erfolgreich bestehen kann. Durch das Hervorheben von Schutzfaktoren und Ressourcen soll jedoch nicht der Eindruck entstehen, dass negative Gefühle wie Angst und Schmerz im Resilienzkonstrukt keine Beachtung finden. Der Weg zu einer hohen Resilienz geht durchaus mit negativen Gefühlen einher, so spricht eine erfolgreiche Bewältigung nicht immer für einen positiven Weg, der zu diesem Ergebnis geführt hat. (Fröhlich-Gildhoff & Rönnau-Böse, 2019, S. 12–13)

Ursprünglich hat sich die Resilienz aus der Entwicklungspsychopathologie entwickelt, die sich vor allem auf die Risikoeinflüsse und die Pathologie fokussiert. Der seit den 1990er Jahren vorherrschende Paradigmenwechsel von der Pathologie auf die Resilienz bzw. Gesunderhaltung wurde vor allem durch Aaron Antonovskys Forschungen zur Salutogenese geprägt. Diese legt ähnlich wie die Resilienz den

Fokus auf die Stärkung von Ressourcen und Schutzfaktoren von Personen. Damit wird ebenso nach erfolgreichen Bewältigungsarten und zur Verfügung stehender Unterstützung gesehen, anstelle Risiken zu bekämpfen. (Fröhlich-Gildhoff & Rönnau-Böse, 2019, S. 14–19)

Resilienz basiert auf einem Wechselwirkungsprozess zwischen Risiko- und Schutzfaktoren. Dabei können risikoerhöhende Faktoren zur Entstehung psychischer Störungen beitragen, während Schutzfaktoren risikomildernd, bzw. resilienzfördernd sind. Die Grundlage für das Risikofaktorenkonzept bildet das biomedizinische Modell, in dem der Fokus auf die pathogenetische Sichtweise gelegt wird. (Fröhlich-Gildhoff & Rönnau-Böse, 2019, S. 21) Schutzfaktoren hingegen wirken entwicklungsfördernd, protektiv und risikomildernd. Ebenso wie bei den Risikofaktoren lassen sich die einzelnen Faktoren nicht isoliert betrachten, sondern wirken untereinander kumulativ, d.h. mit zunehmender Anzahl an vorhandenen Schutzfaktoren steigt auch die protektive Wirkung. (Fröhlich-Gildhoff & Rönnau-Böse, 2019, S. 28–31)

In unterschiedlichen Resilienzstudien konnten sechs Faktoren identifiziert werden, die die persönliche Resilienz unterstützen. Diese sind: Selbstwahrnehmung, Selbststeuerung, Selbstwirksamkeit, soziale Kompetenzen, adaptive Bewältigungskompetenzen und Problemlösen. Diese Faktoren sind wiederum nicht isoliert voneinander zu betrachten, sondern stehen in einem Zusammenspiel untereinander. (Fröhlich-Gildhoff & Rönnau-Böse, 2019, S. 41–43) Eine Übersicht über die empirisch geprüften Resilienzfaktoren ist in Tabelle 1 dargestellt.

Faktor	Beschreibung
Selbstwahrnehmung	adäquate Wahrnehmung und Reflexion der eigenen Emotionen und Gedanken
Selbststeuerung	Vertrauen in eigene Mittel und Fähigkeiten
Selbstwirksamkeit	Fähigkeit, emotional flexibel auf unterschiedliche Belastungen reagieren zu können
soziale Kompetenz	Fähigkeit, Unterstützung aus dem Umfeld annehmen zu können und empathisch zu sein
adaptive Bewältigungskompetenz	Fähigkeit zur flexiblen und aktiven Stressbewältigung
Problemlösen	Realistische Zielsetzung und konstruktive Überwindung von Hindernissen

Tabelle 1: Die sechs Resilienzfaktoren
(Quelle: eigene Darstellung in Anlehnung an Fröhlich-Gildhoff & Rönnau-Böse, 2019, S. 41–57)

Zu den genannten Resilienzfaktoren kann im Arztberuf noch die Beziehung zu den Patienten als Gratifikationsquelle genannt werden. Den Patienten nicht nur als Nummer oder Symptom, sondern als Mensch zu sehen, gibt dieser Beziehung eine größere Bedeutung. (Zwack, 2015, S. 32)

Resilienz zeigt sich besonders im Kontext mit Belastungen und Krisen. Zu beachten ist dabei, dass sich Resilienz in der flexiblen Anpassung einer Person an eine Belastung oder Krise zeigt und nicht in deren Fehlen. Üblicherweise führt ein Krisenauslöser zu einer typischen Krise, die mit einem Leistungsabfall und einer verzögerten Erholung einhergeht. Sehr resiliente Menschen unterscheiden sich in ihrer Bewältigungsreaktion jedoch häufig von weniger resilienten Menschen. Dabei können die folgenden Kurven entstehen, die in Abbildung 4 mit der psychischen Leistungsfähigkeit im Zeitverlauf dargestellt sind:

- *Erholung im Normalverlauf:* Nach dem Krisenauslöser nimmt die Leistungsfähigkeit stark ab und es kommt relativ spät zu einer Erholung im Normalverlauf.
- *Resilienz 1- Kurve:* Die ursprüngliche psychische Leistungsfähigkeit ist im Gegensatz zur Erholung im Normalverlauf rascher wieder erreicht
- *Resilienz 2- Kurve:* Der Einbruch nach dem Krisenauslöser ist im Gegensatz zur Erholung im Normalverlauf nicht so tief, d.h. die psychische Leistungsfähigkeit bleibt stärker erhalten.
- *Postbelastungswachstum:* In manchen Fällen kommt es im Verlauf der Erholung zu einem Wachstum der psychischen Leistungsfähigkeit, d.h. Menschen gehen gestärkt und mit einer höheren Leistungsfähigkeit als vor Beginn der Krise aus der Situation heraus.

Im Gegensatz zu diesen positiven Verläufen, kann es bei Menschen mit Depressionen jedoch auch zu einer deutlich verzögerten Erholung kommen. (Heller & Gallenmüller, 2019, S. 8)

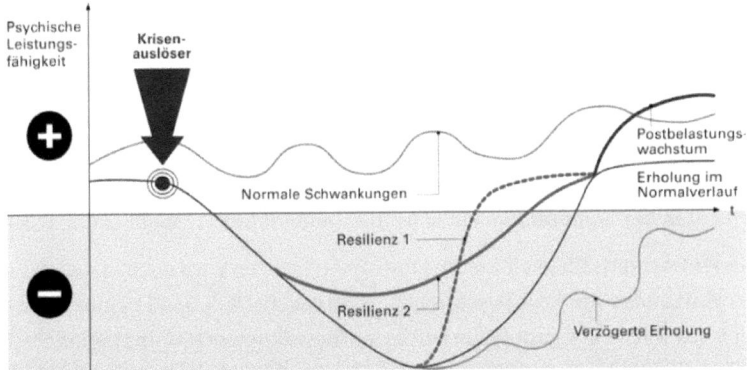

Abbildung 4: Krisenerleben und Resilienz
(Quelle: Heller & Gallenmüller, 2019, S. 8)

Zusammenfassend lässt sich das Konstrukt der Resilienz als ein dynamischer Prozess einer positiven Anpassung unter widrigen Bedingungen beschreiben. Charakteristisch sind zudem die Variabilität in der Ausprägung, die Situationsspezifität und die Multidimensionalität des Konstruktes. (Fröhlich-Gildhoff & Rönnau-Böse, 2019, S. 13)

2.3.2 Abgrenzung gegenüber anderen Konzepten

Die **Vulnerabilität** wird häufig im Zusammenhang mit Resilienz genannt. Die beiden Begriffe stehen jedoch wie Gegenpole zueinander. Während bei der Resilienz Schutzfaktoren eine große Rolle spielen, basiert die Vulnerabilität auf Risikofaktoren. Letztere werden häufig als entwicklungshemmende Faktoren beschrieben und auch als Vulnerabilitätsfaktoren bezeichnet. (Huber, 2019, S. 27)

Auf Grund der Komplexität und der großen Anzahl von Einflussfaktoren ist es nicht ausreichend, diese separat gegeneinander aufzuwiegen. Stattdessen ergeben sich Vulnerabilität und Resilienz erst aus der Gesamtmenge von Risiko- und Schutzfaktoren. Prinzipiell sollten möglichst viele Schutzfaktoren vorhanden sein, um eine große Zahl an Risikofaktoren abzudecken bzw. eine (hohe) Resilienz zu erreichen. (Wadenpohl, 2016, S. 78)

Das Konzept der **Salutogenese** gilt als Wegbereiter der positiven Psychologie. Hier werden – wie auch bei der Resilienz – positive Umstände, die zur Widerstandsfähigkeit und Gesundheit beitragen, erfasst. Beide Konzepte orientieren sich an Ressourcen und Schutzfaktoren anstelle von Defiziten. Salutogenese bildet den Gegenpart zur Pathogenese und befasst sich mit der Entstehung von Gesundheit. Es handelt sich um eine optimistische Grundhaltung, in deren Zentrum der so genannte „Kohärenzsinn" („innere Stimmigkeit") liegt. Dieser schafft ein tiefes Gefühl des Vertrauens und macht stressresistent. Seine Entwicklung gilt im frühen Erwachsenenalter als abgeschlossen. (Antonovsky, 1997) und unterscheidet sich damit von der Resilienz, deren Faktoren sich in allen Lebensphasen ausbilden können. Somit bietet Resilienz auch unter Anbetracht des relationalen Charakters Möglichkeiten der Weiterentwicklung für das Individuum. (Leipold, 2015, S. 30-31)

Die Widerstandsfähigkeit im Umgang mit Stressoren wird auch im bereits genannten **Hardiness**-Konzept beschrieben. (Kobasa, 1979, S. 1–11) Jedoch ist das Konzept vor allem der problemorientierten Bewältigung (Coping) ähnlich (Leipold, 2015) und bildet somit nur einen Teil des Resilienz-Konstruktes ab. Aspekte wie Selbstwert oder Optimismus werden hingegen nicht beachtet.

2.3.3 Empirische Studien

Die Ursprünge der Resilienzforschung liegen in der Entwicklungspsychopathologie, die seit den 1970ern Jahren Risikofaktoren auf die Gesundheit untersuchte. Der Fokus lag damals in der Beobachtung der kindlichen Entwicklung bzw. der Veränderung von Schutzfaktoren über die Lebensspanne. In den ersten Studien war bereits auffällig, dass sich Kinder trotz teilweise widriger Umstände und Risiken gut entwickeln konnten. (Huber, 2019, S. 3)

Die meisten Studien sind auf die kindliche Entwicklung bezogen (Fröhlich-Gildhoff & Rönnau-Böse, 2019, S. 18) oder untersuchen Resilienz bei erkrankten Personen.

Die Kauai-Studie gilt in diesem Zusammenhang als wegweisend in der Resilienzforschung. Es handelt sich um eine Längsschnittstudie, die von der amerikanische Entwicklungspsychologin Emmy E. Werner geleitet wurde. Sie hat knapp 700 Kinder auf der hawaiianischen Insel Kauai über vier Jahrzehnte beobachtet. Ein Drittel der Kinder hatte eine hohe Risikobelastung (u.a. chronische Armut, psychische Erkrankungen der Eltern) und man erwartete Verhaltensauffälligkeiten. Jedoch haben wiederum ein Drittel dieser „Risikokinder" in der Studie keine Verhaltensauffälligkeiten gezeigt und entwickelten sich zu gesunden Erwachsenen. Hierauf basieren die ersten Erkenntnisse zu Schutzfaktoren, die es ermöglichen, auch unter Belastungen zu bestehen, bzw. sich anzupassen. (E. Werner, 1993, S. 503–515)

Die Ergebnisse dieser und weiterer Grundlagenstudien wurden in den vergangenen drei Jahren in aktuellen Studien bestätigt. (Fröhlich-Gildhoff & Rönnau-Böse, 2019, S. 18) Besonders Longitudinalstudien sind gut geeignet, die Resilienz als dynamischen Prozess zu messen. Optimalerweise werden dabei die Anpassungsprozesse durch Messung vor und nach Exposition gegenüber einem Stressor gemessen. (Kunzler, Gilan, Kalisch, Tüscher & Lieb, 2018, S. 750)

In einer Metastudie konnte zuletzt gezeigt werden, dass ein signifikanter Zusammenhang zwischen der Ausprägung von Resilienz und psychischer Gesundheit bei körperlich Erkrankten besteht. Trotz deutlicher Heterogenität der Einzelanalysen konnte dies in der Gesamtschau nachgewiesen werden. Mangelnde Resilienz als Bewältigungsressource ist ein Hinweis auf die Notwendigkeit einer psychosozialen Unterstützung. (Färber & Rosendahl, 2018, S. 621)

In einer qualitativen Erhebung an 200 Ärzten haben Heidelberger Forscher zahlreiche Resilienzfaktoren als protektiv gegenüber Burnout identifizieren können. Dabei erfolgten halbstrukturierte Interviews in Kombination mit der Erfassung von Burnout-Werten mittels dem Maslach Burnout Inventar (MBI). Nach der inhaltsanalytischen Auswertung der Daten konnten die Strategien in 30 Kategorien gruppiert werden. Diese erstreckten sich u.a. von der Beziehungsgestaltung gegenüber Patienten und Kollegen, der Belastung durch gesundheitspolitische Rahmenbedingungen über die Freizeitgestaltung, bis hin zu der Beziehung zu sich selbst. Dabei zeigt sich die Suche und Pflege einer guten Beziehung zu den Kollegen als einer der wichtigsten Faktoren. Entsprechend lassen sich präventive Maßnahmen aus den gewonnenen Ergebnissen ableiten. (Zwack, Abel & Schweitzer, 2011, S. 495–498)

Basierend auf dem Interviewleitfaden der deutschen Forscher Zwack et al., bzw. der oben genannten Studie, wurde eine irische Studie mit 68 Ärzten durchgeführt. Darin wurden ebenfalls qualitativ resiliente Schutzfaktoren identifiziert, die vor Stress und Burnout schützen. Die Daten wurden mittels halbstrukturierten Interviews erhoben und mit einer deduktiven Inhaltsanalyse ausgewertet. Die Hauptfaktoren in Bezug auf Resilienz waren „Fortfahren trotz Schwierigkeiten", „Aufrechterhalten von Wohlbefinden und Glück" und der adäquate „Umgang mit Schwierigkeiten". Auffallend ist, dass genannte Resilienzstrategien wie „Aufrechterhalten von Freizeitaktivitäten" und „Unterstützung von Kollegen und Freunden" sehr nah an adaptiven Coping-Strategien angesiedelt sind. (O'Dowd et al., 2018, S. 1–8)

2.4 Burnout

2.4.1 Begriffsdefinition

Der Begriff „Burnout" kommt ursprünglich aus dem Englischen („to burn out") und kann mit „ausbrennen" übersetzt werden. Während keine eindeutige wissenschaftliche Definition existiert, ist die Bekanntheit und Stigmatisierung des Begriffes in der Bevölkerung jedoch sehr groß. Entsprechend handelt es sich um ein Phänomen mit hoher gesellschaftlicher Praxisrelevanz. (Korczak, Huber & Kister, 2010, S. 14)

Das Burnout-Syndrom lässt sich mit den drei Hauptkriterien der emotionalen Erschöpfung, Depersonalisation und/oder Zynismus, sowie einer negativen Selbstbewertung der eigenen Arbeitsleistung beschreiben. (Thullner, 2018, S. 166)

Laut ICD-10-Klassifikation (International Statistical Classification of Diseases) handelt es sich um einen physischen und psychischen Erschöpfungszustand. Es handelt sich nicht um eine eigenständige psychische Erkrankung, die bspw. eine Arbeitsunfähigkeit begründen kann. Sie lässt sich jedoch als Zusatzinformation dokumentieren. (Meyer et al., 2019, S. 459–461)

Burnout wird meist im arbeitsbezogenen Kontext verwendet – die berufliche Tätigkeit wird dabei als sinn- und nutzlos gesehen, während der Betroffene sich zugleich sozial zurückzieht. Burnout wurde zuerst in helfenden und pädagogischen Berufen beschrieben. Hier wird das Syndrom durch eine hohe emotionale Belastung ohne adäquate Belohnung begründet. Zwischenzeitlich ist Burnout in sämtlichen Berufsgruppen zu finden und löst sich auch mehr und mehr vom beruflichen Kontext. Es handelt sich um einen schleichenden Prozess, in dem die Erholung nicht mehr gelingt und es infolge dessen zu einem Energiemangel kommt. (Kaluza, 2018, S. 41–43)

Burnout entsteht im Rahmen eines schleichenden Prozesses, bei dem die betreffende Person anfangs häufig sehr motiviert ist und sich mit der Zeit durch andauernde Stressreaktionen deutlich zurückzieht und erschöpft ist. Dabei werden die ersten Symptome meist nicht bewusst wahrgenommen, sodass ein frühes Eingreifen nicht mehr möglich ist. Es handelt sich bei Burnout um einen schweren Erschöpfungszustand und somit um eine behandlungsbedürftige psychische Erkrankung. Bis sich ein solcher Zustand manifestiert und in einer völligen Erschöpfung mündet, kann es mehrere Jahre dauern. (Forster, 2011, S. 20)

Die emotionale Erschöpfung ist oftmals verbunden mit der Unfähigkeit, sich außerhalb der Arbeitszeit entspannen zu können. Die Depersonalisation beschreibt, dass eigene Gefühle nicht mehr differenziert wahrgenommen werden können und eine innere Unzufriedenheit entsteht. Zynismus und zuletzt auch die Leistungsabnahme im beruflichen Umfeld gehen mit einem Energieverlust einher. Der Ablauf von Burnout ist generell sehr variabel und von zahlreichen Faktoren abhängig, jedoch lassen sich grundlegend drei Phasen voneinander unterscheiden, die in Tabelle 2 dargestellt sind. Das charakteristische Leitsymptom in der Anfangsphase bildet dabei die Hyperaktivität, die im späteren Verlauf in Unzufriedenheit und Stimmungsschwankungen übergeht. Teilweise wird hier bereits Kompensation in materiellen Dingen gesucht. In der Übergangsphase hingegen findet ein Rückzug statt, so werden bspw. im sozialen Umfeld Kontakte gemieden und die Arbeit meist nur noch nach Vorschrift erbracht. Zugleich können Konzentrationsstörungen auftreten und negative Gefühle wie bspw. Unlust, Angst und Erschöpfung auftreten. In der Endphase, d.h. bei voller Ausprägung des Burnouts kann dieser nicht mehr von einer manifesten Depression unterschieden werden, bei den Betroffenen kommen ein allgemeines Desinteresse, Verzweiflung und Hoffnungslosigkeit auf. (Bergner, 2016, S. 976-979)

Phase	Charakteristika	Symptome
I. Anfangsphase	Symptome werden von Betroffenen negiert Idealismus wird hoch gehalten	Hyperaktivität Unzufriedenheit Stimmungsschwankungen
II. Übergangsphase	Gefühl, augenutzt zu werden	Unlust Erschöpfung Innere Leere Schuld- und Versagensgefühle Angst
III. Endphase	verstärkte Neigung zu Süchten und Suizid	Desinteresse starres Denken Verzweiflung Einsamkeit Hoffnungslosigkeit

Tabelle 2: Phasen und Symptome im Verlauf des Burnouts
(Quelle: eigene Darstellung in Anlehnung an Bergner, 2016, S. 976-977)

Burnout wird häufig als das Resultat der Veränderungen und Risiken der modernen Arbeitswelt angesehen. Früher war das Syndrom besonders in medizinischen und sozialen Dienstleistungsberufen im Sinne eines Überengagements bekannt – mittlerweile können Mitarbeiter sämtlicher Berufsgruppen und Branchen betroffen sein. Die Charakteristika des modernen Arbeitslebens belaufen sich u.a. auf erhöhten Zeitdruck, Arbeitsverdichtung, zunehmende individuelle Verantwortung, Beschleunigung von Veränderungsdynamiken bei zugleich abnehmendem Handlungsspielraum, Transparenz und beruflicher Sicherheit. Das daraus teilweise resultierende Überengagement führt zu einer Unausgewogenheit zwischen Anforderungen und Ressourcen. (Lauterbach, 2018, S. 103)

Die ersten Anzeichen von Burnout werden von den Betroffenen und deren Umfeld häufig lange Zeit übersehen und führen dann plötzlich zu einem Zusammenbruch des Energiehaushaltes. Anzeichen von Erschöpfung liegen bspw. in einer emotionalen Labilität, Konzentrationsstörungen und Leistungsabfall. (Lauterbach, 2018, S. 105) Burnout ist ein Prozess und beginnt mit ersten Anzeichen einer nachlassenden Leistungsfähigkeit. Voll ausgebildet treten Symptome im körperlichen (u.a. Energiemangel, Schlafstörungen), sozialen (u.a. sozialer Rückzug) und geistig-mentalen (u.a. Niedergeschlagenheit, Zynismus) Bereich auf. (Kaluza, 2018, S. 42–43)

Ärzte sind darauf eingestellt, selbst die helfenden „Helden" zu sein, somit führt die Verdachtsdiagnose Burnout zu einer Abwehrreaktion und Verdrängung. Es wird mit eigener Schwäche gleichgesetzt und scheint am eigenen Leib inakzeptabel. (Bergner, 2010, S. 1)

Dabei können nicht nur negative Emotionen Burnout begünstigen, sondern besonders in helfenden Berufen kann übermäßiges Engagement ebenfalls zum Ausbrennen führen. (Rolfe, 2019, S. 105)

2.4.2 Abgrenzung gegenüber anderen Störungen

Die Abgrenzung von Burnout gestaltet sich schwierig. Eng verwandt sind u.a. depressive Erkrankungen, Angststörungen, Suchtkrankungen und Persönlichkeitsstörungen. (Bergner, 2016, S. 978)

Während das Vorhandensein von Burnout ohne **Depression** selten beschrieben wird, so tritt die Depression ohne Burnout häufig auf. Eine Depression bewirkt eine Senkung des Anreizes, ein bestimmtes Ziel zu erreichen. Dadurch werden weniger Anstrengungen unternommen und in Folge weniger Belohnungen generiert. (Bergner, 2010, S. 40–41)

Der Zusammenhang zwischen Burnout und **Stress** ist in Abbildung 5 dargestellt. Stress entsteht als Reaktion des Individuums auf bestimmte Umstände. Stress und Burnout entstehen beide dadurch, dass äußeren Einflüssen individuelle Bedeutungen gegeben werden. Stress steht im Zusammenhang mit Selbstverantwortung und somit mit der Bereitschaft, Handlungsspielräume eigenverantwortlich zu gestalten. Stress und Burnout sind sich sehr ähnlich, jedoch müssen für die Diagnose Burnout alle drei Hauptkriterien vorliegen. Typisch für Burnout ist zudem eine hohe Belastung bei niedrigem Eigeneinfluss. Im Alltag sind Überlappungen mit anderen depressiven oder Angststörungen häufig. (Bergner, 2010, S. 42–44)

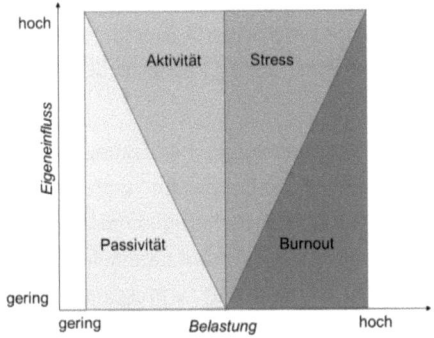

Abbildung 5: Zusammenhang zwischen Burnout und Stress
(Quelle: eigene Darstellung in Anlehnung Bergner, 2010, S. 43)

Es gibt zahlreiche somatische und psychosomatische/psychiatrische Ursachen, die sich ebenfalls in einem Erschöpfungszustand zeigen können (siehe Tabelle 3). Bevor sich auf Burnout festgelegt wird, sollten daher andere Krankheiten und Störungen mittels körperlicher Untersuchungen oder Bestimmung von Laborparametern ausgeschlossen werden. (Korczak et al., 2010, S. 23)

Ursachen	Krankheiten/Störungen
Somatisch	Anämien, Eisenmangel
	Hypothyreose, Diabetes, Nebenniereninsuffizienz
	Herzinsuffizienz, COPD
	Niereninsuffizienz
	Borreliose, HIV, Tuberkulose
	Malignome, Lymphome, Leukämien
	Entzündliche Systemerkrankungen
	Degenerative Erkrankungen des ZNS
	Obstruktive Schlaf-Apnoe-Syndrom, Restless-Legs-Syndrom
	Medikamentennebenwirkungen
Psychosomatisch/ Psychiatrisch	Chronic-Fatigue-Syndrom
	Dysomnien
	Neurasthenie
	Somatisierungsstörungen
	Depressive Störungen
	Generalisierte Angsterkrankung
	Posttraumatische Belastungsstörung
	Essstörung
	Substanzmissbrauch (Alkohol, Tranquilizer)

Tabelle 3: Differentialdiagnosen zum Burnout-Syndrom
(Quelle: eigene Darstellung in Anlehnung an Korczak et al., 2010, S. 23)

2.4.3 Empirische Studien

Es gibt zahlreiche Burnout-Studien, die jedoch meist auf jeweils unterschiedlichen Messinstrumenten basieren. Somit müssen auch die Bewertung der Prävalenzzahlen entsprechend kritisch erfolgen und die unterschiedlichen Stichprobenzusammensetzungen beachtet werden. (Petra Beschoner, Limbrecht-Ecklundt & Jerg-Bretzke, 2019)

Verschiedene internationale Querschnittstudien zeigen bei Ärzten erhöhte Werte für Burnout, Depression und Abhängigkeitserkrankungen im Vergleich zu anderen Berufsgruppen. Für Deutschland liegen kaum aktuelle, epidemiologische Daten vor. Im Jahr 2007 wurden auf einem Kongress mit Ärzten unterschiedlicher Fachrichtungen 829 Teilnehmer schriftlich zu Burnout und Depressionen untersucht. Erhoben wurden die Daten zum Burnout mittels einer Subskala (Emotionale Erschöpfung) des MBI. Hierbei zeigten 11% der Ärzte Hinweise auf ein mildes Burnout-Syndrom, während 44,6% der Ärzte angaben, bereits eine depressive Episode in der Vergangenheit gehabt zu haben. (Braun et al., 2008, S. 800–804)

In einer amerikanischen Burnout-Studie wurden 7288 Ärzte unterschiedlicher Fachrichtungen mittels MBI befragt und einer wahrscheinlichkeitsbasierten Stichprobe der allgemeinen US-Bevölkerung (United States) gegenübergestellt. Im Vergleich zur Stichprobe der Bevölkerung (3442 erwerbstätige US-Erwachsene), hatten Ärzte häufiger Symptome von Burnout (37,9% gegenüber 27,8%). (Shanafelt et al., 2012, S. 1377–1385)

In einer Ärzte-Befragung durch Nürnberger Forscher, die über sechs deutsche Landesärztekammern kontaktiert wurden, nahmen 1476 Mediziner teil. Dabei zeigte sich bei 54,8 % ein Burnout-Syndrom in unterschiedlichen Ausprägungen. Auffallend ist dabei, dass männliche Ärzte mit 51,4% weniger häufig betroffen sind, als ihre weiblichen Kolleginnen mit 68,4 %. Grundsätzlich zeigen die Ergebnisse, dass Mediziner häufig überlastet sind. Dabei liegen die Hauptfaktoren in der Dominanz der Krankenkassen und in der Einschränkung der beruflichen Autonomie. Die Digitalisierung und die damit verbundene Abhängigkeit von technischen Geräten stellt laut Befragung keine großen Probleme dar. (Merz & Oberlander, 2008, 322-324)

In einer Befragung von 1045 Klinikärzten im Jahr 2015 haben rund 20% der Mediziner klinisch relevante depressive Symptome angegeben. (Albrecht, 2015, S. 93–94)

In einer Querschnittstudie der Bundesanstalt für Arbeitsschutz und Arbeitsmedizin wurden bei 1195 sozialversicherungspflichtigen Ärzten in computergestützten Interviews u.a. psychosoziale Belastungen, Burnout und depressive Symptome erhoben. Die Daten wurden mit einer Repräsentativstichprobe von Beschäftigtender Allgemeinbevölkerung verglichen. Dabei zeigten sich für die Ärzte im Vergleich zur Referenzgruppe höhere Werte beim Burnout und niedrigere Werte in Bezug auf depressive Symptomatik. Burnout wurde hierbei mit der Dimension der Erschöpfung als die zentrale Komponente des Syndroms in acht Items des Oldenburg Burnout Inventar (OLBI) erhoben. (Rose et al., 2019, S. 382–390)

Forscher aus Ulm befragten Ärzte auf unterschiedlichen Kongressen, um Unterschiede bzgl. psychosozialer Belastungen, emotionaler Erschöpfung und Depressivität zu untersuchen. Es wurden insgesamt 3782 Ärzte der Anästhesie, Psychiatrie/Psychotherapie und Zahnmedizin befragt. Die Daten wurden mittels standardisierter Fragebögen erhoben, u.a. kam das MBI zur Erfassung von Burnout zum Einsatz. Es konnte ein Geschlechterunterschied bei der Dimension „emotionale Erschöpfung" festgestellt werden, denn hier verzeichneten weibliche Ärzte im Vergleich mit ihren männlichen Kollegen deutlich höhere Werte. Keine Unterschiede zeigten sich bzgl. der hierarchischen Position und der emotionalen Erschöpfung bei Männern. Die weiblichen Kolleginnen hingegen wiesen in Assistenzpositionen höhere Werte der emotionalen Erschöpfung auf als männliche Ärzte. (P. Beschoner, Braun, Schönfeldt-Lecuona, Freudenmann & Wietersheim, 2016, S. 1343–1349)

2.5 Integration der Variablen

2.5.1 Zusammenfassung und empirische Studien

Die Einordnung von Resilienz, Burnout und Coping kann im transaktionalen Stressmodell dargestellt werden. Die die enge Beziehung der Variablen untereinander ist in Abbildung 6 dargestellt.

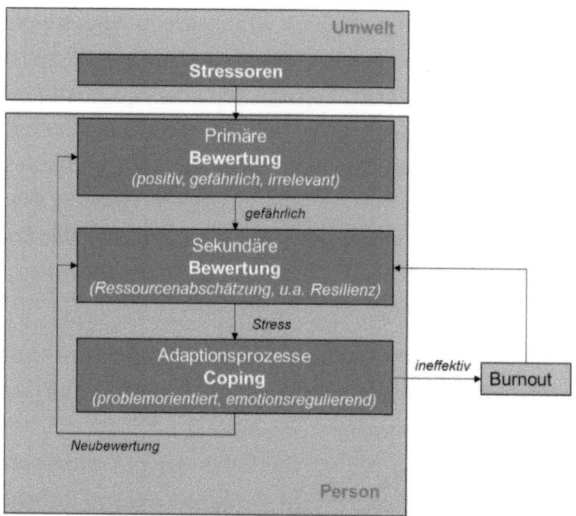

Abbildung 6: Einordnung der Variablen im transaktionalen Stressmodell
(Quelle: eigene Darstellung in Anlehnung an Lazarus & Folkman, 1984)

Der Stressor wirkt dabei auf eine Person und es finden individuelle Prozesse des Einschätzens statt. Neben der Primärbewertung findet in der sekundären Bewertung findet eine Abschätzung der verfügbaren Ressourcen, u.a. der eigenen Resilienz statt. Werden die Ressourcen als nicht ausreichend eingestuft, kommt es zu einer Stressreaktion und zur Anwendung von Coping. Ist dieses wiederum ineffektiv, dann besteht ein hohes Risiko für Burnout, welches wiederum mit der Resilienz korreliert. (Leipold, 2015, S. 103–104 und Lazarus & Folkman, 1984, S. 181–223)

Es gilt nun zu überprüfen, ob es zwischen der Ausprägung der Resilienz und dem Burnout im Arztberuf einen Zusammenhang gibt.

In den vergangenen Jahren wurden vereinzelt Studien zum Thema Resilienz und Depressivität oder Stresserleben durchgeführt. Diese untersuchten jedoch meist die allgemeine Bevölkerung unabhängig vom jeweiligen Beruf (Pechmann et al., 2015, S. 197–198) oder qualitativ Ärzte speziell in Bezug auf resiliente Einstellungsmuster. (Zwack et al., 2011, S. 495–496) In internationalen Studien wurden bspw. in Australien Fachärzte für Allgemeinmedizin im Hinblick auf Resilienz, Burnout und Unsicherheit im Beruf quantitativ befragt, (Cooke, Doust & Steele, 2013) während 2018 eine Studie veröffentlicht wurde, in der irische Ärzte im Rahmen von qualitativen Interviews zu Stress, Coping und Resilienz befragt wurden. (O'Dowd et al., 2018) Die Studien werden im Folgenden kurz vorgestellt.

Im Rahmen einer von Bremer Forschern initiierten, quantitativen Befragung von 3748 Personen der deutschen Allgemeinbevölkerung zeigte sich, dass geringe Werte für Resilienz mit erhöhter Ängstlichkeit und Depressivität einhergehen. Darüber hinaus konnte festgestellt werden, dass das Geschlecht einen moderierenden Effekt auf den Zusammenhang zwischen Resilienz und Depressivität hat. Entsprechend war bei männlichen Probanden ein stärker positiver Zusammenhang zwischen Resilienz und Depressivität zu verzeichnen. Niedrigere Resilienzwerte schienen dabei höhere Belastungen durch Angst und Depression vorherzusagen. (Pechmann et al., 2015, S. 197-201)

Auch in der o.g. Heidelberger Studie wurden adaptive Coping-Strategien mit Resilienz in Zusammenhang gebracht. So wurden von den Befragten in den Interviews u.a. eine proaktiv-offene Kommunikation mit den Kollegen/Vorgesetzten, Selbstorganisation und Fehlermanagement genannt. 55,1% aller Befragten Ärzte gaben diese Coping-Strategie als ihre bevorzugte an. Vor allem jüngere Ärzte legten Werte auf diese instrumentelle Unterstützung. (Zwack et al., 2011, S. 498)

In Australien wurden 28 Allgemeinmediziner bzgl. Resilienz, Burnout und Unsicherheitstoleranz befragt. Es waren 14% von ihnen Burnout-gefährdet, welches mit einer Einzelitemskala gemessen wurde. Resilienz wurde mittels einer Resilienzskala erhoben. Es zeigte sich, dass Alter, Geschlecht und Berufserfahrung keinen Zusammenhang mit Burnout aufwiesen. Die Resilienzwerte hingegen korrelierten negativ mit Burnout. Darin zeigte sich, dass Resilienz in einem negativen Zusammenhang mit Burnout steht. (Cooke et al., 2013, S. 2-3)

Im Zusammenhang mit Coping gibt es vereinzelte Untersuchungen, die zumeist auf einen Zusammenhang zwischen Resilienz mit adaptiven und Burnout mit maladaptiven Coping-Strategien beschreiben.

Im Rahmen einer von nordrhein-westfälischen Forschern vorstellten Studie wurden 746 Studierenden der Sozialen Arbeit befragt. Hierbei wurden in einem Fragebogen quantitativ Daten u.a. zum Stresserleben, zu Belastungsfaktoren, sowie Coping erhoben. Es zeigte sich, dass bei den Studierenden die Verwendung von adaptiven Coping-Stilen mit Stressreduktion einhergeht. Der gegenteilige Effekt trat unter bevorzugter Verwendung von maladaptiven Bewältigungsstrategien auf. (Kriener, Schwertfeger, Deimel & Köhler, 2018, 37-43)

In einer Studie mit kanadischen Psychiatern wurden die Teilnehmer u.a. zu Burnout und Coping befragt. Ein Fünftel der Teilnehmer wiesen Burnout-Symptome auf. Zusammenhänge von Burnout mit Geschlecht und Alter konnten nicht gefunden werden. Allerdings wendeten die Befragten mit hohen Burnout-Werten auch häufiger maladaptive Coping-Strategien wie den Gebrauch von Alkohol an. Kritisch muss gesehen werden, dass Burnout mittels einer Einzelitem-Messung erfragt wurde und somit das Symptom nicht vollständig erfasst werden kann. (Kealy, Halli, Ogrodniczuk & Hadjipavlou, 2016, S. 732–736)

In einer Mixed-Methods-Erhebung bei 1178 kanadischen Krankenhausärzten wurde der Zusammenhang zwischen der bevorzugten Coping-Strategie und emotionaler Erschöpfung untersucht. Die Ergebnisse zeigten, dass vermeidende Coping-Strategien am Arbeitsplatz positiv mit dem Gefühl emotionaler Erschöpfung korrelierten, d.h. Stress für sich behalten, sich konzentrieren auf das, was als Nächstes zu tun ist und so weiter zu machen, als ob nichts geschehen wäre. Einige adaptive Coping-Strategien, z.B. eine Auszeit nehmen, und alle diejenigen Strategien, die nach der Arbeit verwendet wurden, korrelierten negativ mit der Häufigkeit von emotionaler Erschöpfung. (Lemaire & Wallace, 2010, S. 6–8)

In einer chinesischen Studie konnten Forscher zeigen, dass die Beziehung zwischen Persönlichkeitsmerkmalen und Lebenszufriedenheit bei einer Stichprobe von 2357 chinesische Jugendlichen teilweise durch den Bewältigungsstil mediiert wird. (Le Xu et al., 2017, S. 1–13)

Im Rahmen einer schwedischen Studie wurden 292 Patienten mit chronischen Erkrankungen schriftlich u.a. in Bezug auf die Lebensqualität, Kohärenzgefühl und Coping befragt. Die Daten zeigten einen signifikanten direkten und indirekten Effekt von Kohärenzgefühl auf die Lebensqualität, mediiert durch Coping. (Kristofferzon, Engström & Nilsson, 2018, S. 1855–1863)

In Deutschland wurde noch keine vergleichbare Erhebung in quantitativer Form bei Klinikärzten durchgeführt. Dabei ist dieser gesundheitlich sehr gefährdete Beruf besonders interessant und im Zuge des Fachkräftemangels wichtig zu untersuchen.

2.5.2 Ableitung der Hypothesen

Anhand der vorgestellten Daten können im Folgenden die Zusammenhänge zum einen zwischen den Variablen der Resilienz und des Burnouts, sowie zum anderen zwischen adaptiven Copingstrategien und Resilienz, sowie maladaptiven Coping-Strategien und Burnout untersucht werden. Um die bevorzugte Coping-Strategie als potentiell vermittelnde Variable zu prüfen, wird zudem eine Mediatoranalyse zwischen Resilienz und Burnout mit den Coping-Strategien als Mediatoren durchgeführt. Entsprechend ergeben sich die folgenden Forschungshypothesen:

Hypothese 1: Zusammenhang Ausprägung Resilienz und Burnout

$H1_1$: Bei in Deutschland tätigen Klinikärzten besteht ein negativer Zusammenhang zwischen der Ausprägung von Resilienz und der Ausprägung von Burnout.

$H0_1$: Bei in Deutschland tätigen Klinikärzten besteht kein oder ein positiver Zusammenhang zwischen der Ausprägung von Resilienz und der Ausprägung von Burnout.

Hypothese 2: Zusammenhang Ausprägung Resilienz und bevorzugte Coping-Strategie

$H1_2$: Bei in Deutschland tätigen Klinikärzten besteht ein positiver Zusammenhang zwischen der Ausprägung von Resilienz und der Anwendung einer oder mehrerer adaptiver Coping-Strategien.

$H0_2$: Bei in Deutschland tätigen Klinikärzten besteht kein oder ein negativer Zusammenhang zwischen der Ausprägung von Resilienz und der Anwendung einer oder mehrerer adaptiver Coping-Strategien.

Hypothese 3: Zusammenhang Ausprägung Burnout und bevorzugte Coping-Strategie

$H1_3$: Bei in Deutschland tätigen Klinikärzten besteht ein positiver Zusammenhang zwischen der Anwendung maladaptiver Coping-Strategien und der Ausprägung von Burnout.

$H0_3$: Bei in Deutschland tätigen Klinikärzten besteht kein oder ein negativer Zusammenhang zwischen der Anwendung maladaptiver Coping-Strategien und der Ausprägung von Burnout.

Hypothese 4: Mediation der Ausprägung von Resilienz und von Burnout durch die bevorzugte Coping-Strategie

$H1_4$: Der Zusammenhang zwischen der Ausprägung von Burnout und Resilienz wird durch eine oder mehrere Coping-Strategien mediiert.

$H0_4$: Der Zusammenhang zwischen der Ausprägung von Burnout und Resilienz ist nicht vereinbar mit einer Mediation durch eine oder mehrere Coping-Strategien.

3 Methode

In diesem Kapitel wird das Vorgehen bei der Vorbereitung und Durchführung der Datenerhebung bzw. -analyse beschrieben. Es handelt sich um eine Querschnittstudie mit einer einmaligen schriftlichen Befragung.

Zunächst werden die Rahmenbedingungen und die Stichprobe vorgestellt. Im Anschluss erfolgt die Operationalisierung der relevanten Konstrukte, auf denen der Fragebogen basiert.

3.1 Rahmenbedingungen

3.1.1 Grundgesamtheit und Stichprobenziehung

In Deutschland waren zum Stichtag am 31.12.2018 insgesamt 392400 berufstätige Ärzte gemeldet. Davon sind 201800 Ärzte stationär beschäftigt – 15900 in leitenden und 185900 in nicht-leitender Position. (Bundesärztekammer, 2019)

Um in der Stichprobe bei den teilnehmenden Ärzten ähnlichen Belastungen und Rahmenbedingungen des Stresses vorzufinden, wird die Befragung auf Klinikärzte in Deutschland beschränkt – d.h. in einer Praxis niedergelassene und im Ausland tätige Mediziner werden aus der Umfrage ausgeschlossen.

Im vorliegenden Projekt wurde der Link zur Online-Umfrage (über Unipark) in verschiedene Social-Media Foren für Ärzte eingestellt und per Mail an ein privates Netzwerk an Ärzten mit der Bitte um Weiterleitung versendet.

Die Auswahl der Teilnehmer erfolgte somit in Form einer Gelegenheitsstichprobe, d.h. es wurden willkürlich Teilnehmer angesprochen, die leicht zugänglich sind. (Döring & Bortz, 2016e, S. 305–306) Teilgenommen haben somit nur Personen, die auf die Studie aufmerksam wurden und an dem Thema der Untersuchung interessiert waren.

Die Umfrage war vom 15. August bis zum 12. September 2019 online. An der Befragung haben 518 Personen teilgenommen. Initial haben 628 Personen den Link aufgerufen, sodass sich eine Beendigungsquote von 82,5% ergibt.

3.1.2 Methodenwahl und Vorgehen

3.1.2.1 Methodenwahl

Im Rahmen des vorliegenden Projektes wird der Zusammenhang zwischen Resilienz, den bevorzugten Coping-Strategien und Burnout im Arztberuf untersucht. Mit einer explanativen Studie werden generell vorher aufgestellte Hypothesen geprüft und eignen sich damit dazu, bestehende Theorien zu prüfen und weiterzuentwickeln. (Döring & Bortz, 2016c, S. 149) Dadurch lassen sich besonders Ursache-Wirkungs-Relationen empirisch untersuchen (Döring & Bortz, 2016f, S. 193), wie im vorliegenden Fall die Beziehung zwischen den Variablen der Resilienz, des Coping-Stils und des Burnouts.

Zur Messung der Zielgrößen wird die Fragebogenmethode eingesetzt, hiermit lassen sich systematisch und regelgeleitet Informationen in schriftlicher Form erheben. Dies bietet insbesondere den Vorteil, dass Aspekte des subjektiven Erlebens, die nicht direkt beobachtbar sind, abgefragt und vom Teilnehmer eingeschätzt werden können. Zudem können mittels Fragebogen eine große Anzahl an Teilnehmern effizienter befragt werden, als es mit einem Interview möglich wäre. Es müssen auch keine geschulten Interviewer zur Verfügung gestellt oder Interviewtermine vereinbart werden. Weitere Vorteile liegen darin, dass das Ausfüllen eines Fragebogens für die Teilnehmer diskreter und anonymer als ein direktes Gespräch bspw. mit einem Interviewer ist. Zudem kann die Erhebung anonym erfolgen, wodurch mehr Offenheit erwartet wird. (Döring & Bortz, 2016b, S. 398)

Im Gegensatz zu den auf diesem Gebiet bereits existierenden, qualitativen Erhebungen (u.a. Zwack et al., 2011; O'Dowd et al., 2018) lassen sich mit einem quantitativen Forschungsdesign Korrelationen und eine etwaige Mediation statistisch besser berechnen.

Weitere Argumente für die Konzeption einer Studie im quantitativen Design stellen das Ziel der Überprüfung etablierter Theorien an einer größeren Stichprobe in Bezug auf weniger Aspekte bzw. Variablen dar. (Döring & Bortz, 2016f, S. 185)

In der vorliegenden Arbeit wird der Fragebogen anonym beantwortet. Dabei werden zuerst soziodemografische Angaben erfasst, der anschließende Teil bezieht sich auf die drei Variablen, die im Rahmen der Arbeit untersucht werden. Zum Einsatz kommen hierbei die Messinstrumente Resilienzskala-11 (RS-11 mit 11 Items), der Brief-COPE (Kurzversion des COPE-Fragebogens mit 10 bzw. nach dem Pretest 5 Items) und das OLBI (8 Items).

Es werden die folgenden demografische Daten abgefragt:
- Alter (offene Angabe)
- Geschlecht (männlich oder weiblich)
- Weiterbildungsstand Facharztausbildung bzw. Position (Assistenzarzt, Facharzt oder Facharzt in Oberarzt-/Chefarztposition)
- Beschäftigungsumfang (Vollzeit/100% oder Teilzeit/weniger als 100%)
- Fachrichtung (Innere Medizin bzw. Allgemeinmedizin, Chirurgie, Anästhesie, Urologie/Gynäkologie oder Sonstiges)

Zu Beginn des Fragebogens erfolgt der Hinweis, dass ausschließlich Klinikärzte, die in Deutschland tätig sind, teilnehmen können. Dies dient der Homogenisierung der Rahmenbedingungen.

3.1.2.2 Pretest

Zunächst erfolgte die Durchführung eines Pretests, der nach der erfolgreichen Konstruktion des Fragebogens erfolgt. Er stellt generell eine Art Probelauf dar und hat eine Prüfung der Bearbeitungsdauer und der Verständlichkeit zum Ziel. (Raab-Steiner & Benesch, 2018, S. 63–64) Aus diesen Gründen und zusätzlich zur Überprüfung der technischen Anwendung wurde der Link mit der Bitte um Testung des Linkes auf unterschiedlichen Endgeräten an eine Kommilitonin und sieben Ärzte versendet. Der Pretest hat zum Ziel, die Verständlichkeit und den zeitlichen Umfang der Fragen bzw. deren Beantwortung zu prüfen. Es wurden daraufhin eine Fragestellung präzisiert und eine Antwortmöglichkeit umgestellt.

Zudem wurde von sämtlichen Teilnehmern die Wiederholung der Items des Coping-Fragebogens kritisiert. Als störend wurde empfunden, dass die Fragen doppelt gestellt wurden. Hierdurch würde der Teilnehmer sich nicht ernst genommen fühlen und ggf. auch nicht konsequent antworten. Nach einer neuerlichen, ausführlichen Literaturrecherche ist das Thema der Single-Item Messung geprüft worden. Hierbei zeigte sich, dass die Messung über Single-Items häufig sinnvoll sein kann und auch die Gütekriterien erfüllen kann. (Döring & Bortz, 2016d, S. 265)

Dabei werden diejenigen Items, die in der Quellstudie die höchste Trennschärfe gezeigt haben, ausgewählt und im Fragebogen belassen. Es handelt sich bei den selektierten Items um leicht verständliche Aussagen, sodass erwartet werden kann, dass diese von den Teilnehmern überwiegend gleich aufgefasst werden. Zudem handelt es sich bei Coping-Strategien um ein konkretes Konstrukt und neben den

Hauptvariablen der Resilienz und dem Burnout nur eine untergeordnete Rolle im Sinne der Mediatorvariable zukommt. Insgesamt kann von einer positiven Risiko-Nutzen-Bilanz in Bezug auf die Reduktion der Items ausgegangen werden.

Auch laut den von Fuchs und Diamantopoulos entwickelten Richtlinien ist die Reduktion auf ein Einzelitem häufig sinnvoll. Sie haben ein Rahmenwerk entwickelt, um anhand unterschiedlicher Kriterien die potentielle Akzeptanz von Messungen mittels Einzelitems zu bewerten. Darin sind u.a. die Natur des Konstruktes (konkret vs. abstrakt), die Rolle der Variable im Forschungsdesign (abhängige/unabhängige Variable vs. Moderator-/Mediatorvariable) und die gewünschte Präzision (Tendenzen vs. exakte Einordnungen der Ausprägung) zu beurteilen. (Fuchs & Diamantopoulus, 2009, S. 203–206)

Entsprechend ist die Entscheidung für die Durchführung der Erhebung bzgl. Coping auf eine Messung mittels Einzelitems gefallen.

3.1.2.3 Datenerhebung und -analyse

Die Umfrage basiert auf Unipark Version „EFS Survey Summer 2019", die Auswertung erfolgt mittels SPSS-Version „IBM SPSS Statistics 25" (Statistical Package for the Social Sciences), die Mediatoranalyse mittels PROCESS Version 34.

Neben der deskriptiven Statistik erfolgen Auswertungen des ersten bis dritten Hypothesenpaares mittels Punkt-Moment-Korrelationen nach Pearson, sowie des vierten Hypothesenpaares mittels Mediatoranalyse. Dabei wird das Signifikanzniveau bei 0,05 angesetzt.

Abgesehen von den soziodemografischen Daten erfolgt die Selbsteinschätzung der Teilnehmer durch Aussagen auf einer Likert-Skala in den drei Fragebögen zur Erfassung der drei zentralen Variablen (Resilienz, Burnout und bevorzugte Coping-Strategie).

Allgemein dient eine Likert-Skala der psychometrischen Messung von Aussagen, d.h. es wird der jeweilige Grad der Zustimmung angegeben. Dabei stehen Intensitäten unterschiedlicher Abstufungen zur Verfügung. Zur Auswertung werden die Werte addiert oder der Durchschnitt gebildet. Üblicherweise fließen die Werte der Likert-Skala intervallskaliert in die Auswertung ein. (Döring & Bortz, 2016d, S. 269)

Ein großer Vorteil der Erfassung in Form von Einzelitems im Gegensatz zu mehreren Items bzgl. eines Konstruktes besteht darin, dass die Befragten nicht zu stark strapaziert und in Folge demotiviert werden. Dabei werden zur Reduktion entsprechend aus langen Instrumenten die besten, d.h. trennschärfsten Fragen ausgewählt. (Döring & Bortz, 2016d, S. 270)

Die aufgestellten Hypothesen werden mittels klassischem Signifikanztest überprüft. Dabei nimmt dieser Bezug auf ein Hypothesenpaar, das aus einer Forschungshypothese und der entsprechenden Alternativhypothese besteht. Es wird ein bestimmter Effekt oder Zusammenhang zwischen bspw. zwei Variablen in einer bestimmten Population beschrieben. Während die Forschungshypothese den vermuteten Zusammenhang postuliert, so gibt die Nullhypothese den gegenteiligen Effekt wieder. Somit werden durch das Hypothesenpaar alle möglichen Ergebniskonstellationen abgedeckt. (Döring & Bortz, 2016a, 659-660)

Vor der Berechnung von Zusammenhangsmaßen werden die Variablen auf Normalverteilung geprüft. Prinzipiell nähert sich mit wachsendem Stichprobenumfang die Verteilung der Variablen einer Normalverteilung an. Dieser Effekt wird auch im „zentralen Grenzwerttheorem" beschrieben. Entsprechend kann davon ausgegangen werden, dass die Mittelwerte einer Variablen bei Stichprobenumfängen >30 normalverteilt sind. (Döring & Bortz, 2016a, 640-641)

Linearität wird in der Mediation mittels Regression gemessen. Dabei wird der Regressionskoeffizient R^2 gebildet. Interpretiert wird dieser bei einem Wert von $\geq$ 0,10 als akzeptabel, bei einem Wert $\geq$ 0,30 als sehr gut. (Hildebrandt, 2015, S. 73)

Die Reliabilität bzw. die interne Konsistenz wird mittels Cronbachs Alpha berechnet. Dieser beschreibt den Zusammenhang zwischen den einzelnen Items einer Skala. Entsprechend weisen eindimensionale Skalen hohe Werte für Zusammenhänge der Items auf und lassen einen hohen Wert für Cronbachs Alpha von $\alpha > 0{,}80$ erwartet. (Döring & Bortz, 2016d, S. 271)

Der Korrelationskoeffizient kann in einem Fenster von -1 bis +1 liegen und gibt den Grad des Zusammenhangs zwischen Variablen, sowie dessen Richtung an. Je näher der Koeffizient bei 1 liegt, desto stärker ist der Zusammenhang, ein Wert von +/-1 bedeutet einen vollständigen positiven/negativen Zusammenhang. Die Werte des Korrelationskoeffizienten werden gemäß Tabelle 4 interpretiert. (Raab-Steiner & Benesch, 2018, S. 143)

Wert	Interpretation
≤ 0,2	sehr geringe Korrelation
≤ 0,5	geringe Korrelation
≤ 0,7	mittlere Korrelation
≤ 0,9	hohe Korrelation
> 0,9	sehr hohe Korrelation

Tabelle 4: Interpretation Korrelationskoeffizient
(Quelle: Eigene Darstellung in Anlehnung an Bühl, 2008, S. 346)

3.1.3 Forschungsdesign

Bei der vorliegenden Studie handelt es sich um eine nicht-experimentelle Primärdatenerhebung. Das geplante Untersuchungsdesign ist in Abbildung 7 dargestellt – dabei stellt Resilienz die unabhängige (x), Burnout die abhängige (y) und Coping die Mediatorvariable (m) dar.

Die Mediatorvariable interveniert bzw. mediiert entsprechend den Zusammenhang zwischen der unabhängigen und der abhängigen Variablen. Sie wird somit von der unabhängigen Variablen beeinflusst und wirkt selbst auf die abhängige Variable. (Döring & Bortz, 2016a, 697)

Eine Mediationsanalyse wird durchgeführt, wenn ein bedeutender Zusammenhang zwischen einer Prädiktor- und einer Kriteriumsvariable vermutet wird. (Baron & Kenny, 1986, S. 1176–1177)

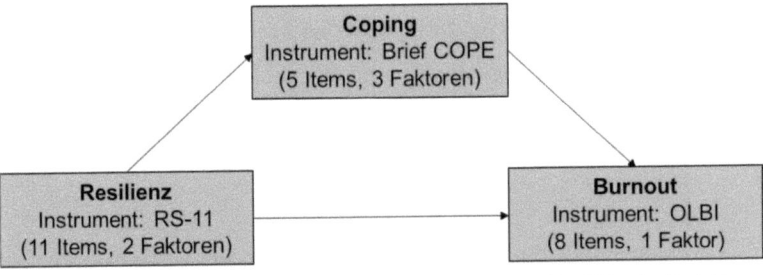

Abbildung 7: Grafische Darstellung des Untersuchungsdesigns *(Unabhängige Variable = Resilienz, abhängige Variable = Burnout; Mediatorvariable = Coping)*
(Quelle: Eigene Darstellung)

Bei einer Primärstudie werden die empirischen Daten eigenständig erhoben und nach bestimmten Kriterien analysiert bzw. interpretiert. (Döring & Bortz, 2016f, S. 191) Bei nicht-experimentellen Studien findet diese Erhebung ohne vorherige Randomisierung und ohne jegliche experimentelle Manipulation statt. Sie werden daher auch als Ex-post-facto-Studien bezeichnet, da mögliche Korrelationen lediglich nachträglich ermittelt werden können. (Döring & Bortz, 2016f, S. 201)

Zu beachten ist, dass bei diesem Design zwischen den einzelnen Variablen zwar entsprechende Korrelationen berechnet werden können, aber keine Ursache-Wirkungs-Mechanismen belegt werden. Dies liegt daran, dass sich die Teilnehmer in vielen weiteren Faktoren als nur den jeweils untersuchten von den anderen unterscheiden könnten. (Döring & Bortz, 2016f, S. 203)

3.2 Operationalisierung und Strukturbaum

3.2.1 Coping-Strategien

Coping-Stile im Sinne von Bewältigungsstrategien lassen sich sehr vielseitig systematisieren. Im Folgenden werden exemplarisch einige Bewältigungsstrategien erfasst, die Menschen in schwierigen Situationen anwenden. Eine trennscharfe Abgrenzung in der Anwendung ist dabei nur schwer möglich und situationsabhängig. Allgemein lassen sich adaptive von maladaptiven (vermeidenden) Coping-Strategien unterscheiden. (Rolfe, 2019, S. 107–108) Weiterhin ist eine Einteilung des adaptiven Copings in problemorientiertes und emotionsregulierendes Coping möglich. Indikatoren bilden hier aktives Coping, Planen und die Inanspruchnahme instrumenteller Unterstützung, bspw. in Form von Kollegen, die um Rat gefragt werden. Emotionsregulierende Bewältigung hingegen steht für eine emotionale Umdeutung des Problems, bspw. in eine Akzeptanz, Humor oder aber eine Regulation durch Mediation. (Carver, 1997, S. 92–100)

Die maladaptiven Bewältigungsstile sind ebenfalls emotionsregulierend und umfassen u.a. Flucht in Alkohol oder Substanzen und Leugnung. (Rolfe, 2019, S. 107–108)

In Tabelle 5 ist die Operationalisierung von Coping dargestellt.

Dimension	Kategorie	Indikatoren
adaptives Coping	problemorientiertes Coping	Aktives Coping
		Planen
		Instrumentelle Unterstützung
	emotionsregulierendes Coping	Akzeptanz
		Humor
		Religion
		Emotionale Unterstützung
		Positive Umdeutung
		Ablenkung
maladaptives Coping	emotionsregulierendes Coping	Leugnung
		Venting (Entlüften)
		Gebrauch von Substanzen
		Lösung/Aufgabe von Copingbemühungen
		Selbstbeschuldigung

Tabelle 5: Operationalisierung von Coping
(Quelle: eigene Darstellung in Anlehnung an Carver, 1997, S. 92–100)

3.2.2 Resilienz

Die Operationalisierung von Resilienz erfolgt meist dichotom, d.h. anhand eines Resilienzfaktors wird krank vs. gesund gemessen. Problematisch hierbei ist jedoch, dass psychische Erkrankungen häufig komorbid auftreten und eine Abgrenzung nicht eindeutig erfolgen kann. (Kalisch, Müller & Tüscher, 2015, S. 7)

Einen Goldstandard zur Messung der Ausprägung von Resilienz gibt es bislang nicht. Die meisten aktuellen Studien basieren auf Resilienzskalen, die im Querschnitt-Design eingesetzt werden. (Kunzler et al., 2018, S. 751)

Dabei kann Resilienz als Persönlichkeitsmerkmal operationalisiert werden. Hierzu lassen sich die Dimensionen der persönlichen Kompetenz und der Akzeptanz des Selbst/des eigenen Lebens unterscheiden. Die persönliche Kompetenz wiederum lässt sich durch die Kategorien Selbstvertrauen, Interesse, Beherrschung, Beweglichkeit und Ausdauer beschreiben. Die Akzeptanz des Selbst/des eigenen Lebens hingegen beinhaltet eine flexible Sicht auf sich selbst und Selbstwert beschreiben. Die entsprechenden Indikatoren sind in Tabelle 6 aufgeführt. (Schumacher, Leppert, Gunzelmann, Strauß & Brähler, 2005, S. 22–23)

Dimension	Kategorie	Indikator
persönliche Kompetenz	Selbstvertrauen	Einschätzung, alles schaffen zu können
		Einschätzung des eigenen Energielevels
	Interesse	Vorhaben zur Erweiterung des eigenen Interessenspektrums
		Einschätzung des eigenen Interessenspektrums
	Beherrschung	Entschlossenheit
		Zielstrebigkeit
	Beweglichkeit	Fähigkeit zum Perspektivwechsel
		Multitasking
	Ausdauer	Engagement
Akzeptanz des Selbst/ des eigenen Lebens	flexible Sicht auf sich selbst	Humor
	Selbstwert	Selbstliebe

Tabelle 6: Operationalisierung von Resilienz
(Quelle: eigene Darstellung in Anlehnung an Schumacher et al., 2005, S. 22–23)

3.2.3 Burnout

Für das Burnout-Syndrom existiert aktuell keine allgemeingültige Definition. Lediglich die drei Hauptkriterien der emotionalen Erschöpfung, der Depersonalisation und der Leistungsabnahme werden häufig beschrieben. (Bergner, 2016, S. 976–979)

Die Unschärfen des Burnout-Konzepts werden in der Forschung meist ausgeblendet. Dabei liegt die Herausforderung darin, dieses nicht eindeutig definierte Konstrukt zu messen und es gleichzeitig von anderen Phänomenen anzugrenzen. (Korczak et al., 2010, S. 95)

Zahlreiche Studien fokussieren auf die Dimensionen der emotionalen Erschöpfung und der Depersonalisation bzw. Disengagement. Dennoch gibt es aktuell kein eindeutiges Vorgehen, um das Konstrukt zu umschreiben. (Korczak et al., 2010, S. 97)

In Tabelle 7 ist die Operationalisierung des Syndroms in Anlehnung an Demerouti, Mostert und Bakker (2010) dargestellt. Dabei werden die Dimensionen der emotionalen Erschöpfung und das Disengagement erfasst. Die emotionale Erschöpfung lässt sich mit den Kategorien der Erschöpfung, der Regenerationsfähigkeit, dem Umgang mit dem Arbeitspensum und dem Energielevel umschreiben. Das Disengagement hingegen beinhaltet die Kategorien Einstellung zur Arbeit, emotionale Bindung zur Arbeit, Wahrnehmung der Arbeit und Sichtweise auf die Arbeit. (Demerouti et al., 2010, S. 209–222)

Dimension	Kategorie	Indikator
emotionale Erschöpfung	Erschöpfung	Müdigkeit vor der Arbeit
		Ausgelaugt sein während der Arbeit
	Regenerationsfähigkeit	notwendige Regenerationszeit nach der Arbeit
		Erschöpfung nach der Arebit
	Umgang mit Arbeitspensum	Bewältigung Arbeitspensum
		Umgang mit Druck bei der Arbeit
	Energielevel	Energie für Freizeitaktivitäten
		Energie bei der Arbeit
Disengagement	Einstellung zur Arbeit	Begeisterungsfähigkeit für die Arbeit
		Arbeitsengagement
	emotionale Bindung zur Arbeit	Emotionslosigkeit bzgl. der Tätigkeit
		Distanzierung von der Arbeit
	Wahrnehmung der Arbeit	Herausforderung
		Überforderung
	Sichtweise auf die Arbeit	Identifikation mit der Arbeit
		negative Sichtweise auf die Arbeit

Tabelle 7: Operationalisierung Burnout
(Quelle: eigene Darstellung in Anlehnung an Demerouti et al., 2010, S. 209–222)

3.3 Fragebögen zur Messung der einzelnen Variablen

3.3.1 Brief-COPE zur Messung der Coping-Strategie

Der Brief-COPE ist ein Instrument, mit dem man 14 situationsspezifische Coping-Formen zeitökonomisch mit jeweils zwei Items erfasst. Carver selbst jedoch sah diese Ordnung und Einteilung nicht als für immer festgelegt an. Man könne auf der einen Seite noch feingliedriger einteilen, auf der anderen Seite aber auch nur zwei Kategorien aus den 14 Formen bilden, das problemorientierte Coping und das emotionsregulierende Coping. Damit misst diese Kurzversion des 1989 von Carver entwickelten COPE-Fragebogens in Summe eine Dimension mehr. Gegenüber der Originalversion hat er die Dimensionen „Restraint coping" (Verhaltensrückzug) und „Suppressing of competing Activities" (Unterdrückung konkurrierender Aktivitäten) herausgenommen. Die Dimension „self-blaming" (Selbstbeschuldigung) hingegen wurde zugefügt. (Carver, 1997, S. 92–95)

Diese Einteilung in die zwei Dimensionen „emotionsregulierende" und „problembezogene Bewältigung" wurde in empirischen Studien mittels strukturanalytischer Verfahren geprüft und bestätigt. So lassen sich die Dimensionen Planen, aktives Coping und instrumentelle Unterstützung in eine problemorientierte Bewältigung clustern, da versucht wird, die Situation zu ändern und damit das Problem zu beseitigen. Dimensionen wie positive Umdeutung, Akzeptanz und Humor haben eine Linderung der Intensität negativer Emotionen zum Ziel. Damit wird der Versuch einer emotionsregulierenden Stressbewältigung unternommen. Hierbei wurden u.a. Faktoren- und Hauptkomponentenanalysen eingesetzt, um die vorliegenden Items auf Grund von Ähnlichkeiten und Unterschieden in Gruppen zusammenzufassen. Mit Hilfe der analytischen verfahren wird beabsichtigt, ein Messinstrument zur Verfügung zu stellen, dass die Dimensionen zuverlässig und valide erfasst. (Leipold, 2015, S. 105–106)

Bewertet wird anhand einer Einschätzung des Befragten auf einer 4-stufigen Likertskala von „trifft überhaupt nicht zu", über „trifft eher nicht zu", „trifft eher zu" bis hin zu „trifft völlig zu". Die Auswertung erfolgt mittels Summation der Likert-Punktwerte, wobei höhere Werte auf eine stärkere Bevorzugung der entsprechenden Strategie hinweisen. Es ergeben sich folgende Aussagen, die auf einer 4-stufigen Likert-Skala nach dem Grad der Zustimmung zu bewerten sind:

1. Ich habe aktiv gehandelt, um die Situation zu verbessern.
2. Ich habe Alkohol oder andere Mittel zu mir genommen, um mich besser zu fühlen.
3. Ich habe andere Menschen um Hilfe und Rat gebeten.
4. Ich habe versucht, etwas Gutes in dem zu finden, was mir passiert ist.
5. Ich habe gebetet oder meditiert.

Die Verwendung des Brief-COPE in der deutschen Übersetzung erfolgt mit freundlicher Genehmigung von Frau Prof. Nina Knoll (Freie Universität Berlin, Fachbereich Erziehungswissenschaft und Psychologie).

3.3.2 RS-11 zur Messung von Resilienz

Mit der Resilienzskala von Wagnild und Young (1993) lassen sich die zwei Faktoren „persönliche Kompetenz" und „Akzeptanz des Selbst und des Lebens" messen. Dabei wird Resilienz als ein Konstrukt angesehen, mit dem die flexible Anpassung eines Individuums an widrige Bedingungen ermöglicht wird. Die Beantwortung der Fragen erfolgt mittels einer 7-stufigen Likert-Skala (von 1 = „Ich stimme nicht zu" bis 7 = „Ich stimme völlig zu"). (Rolfe, 2019, S. 249–250)

Obwohl Resilienz nicht als stabiles Persönlichkeitsmerkmal angesehen wird, basieren die meisten Studien auf der Abfrage von mehreren Resilienz-Indikatoren. Entsprechend wird mit der Resilienzskala das Konstrukt als Persönlichkeitsmerkmal erfasst, d.h. es wird lediglich die Trait-Resilienz wird erfasst. Schumacher et al. (2005) haben auf Basis der englischsprachigen Skala von Wagnhild und Young (1993) eine deutsche Version etabliert. Dabei konnten sie an einer repräsentativen

Stichprobe in der deutschen Bevölkerung die beiden Dimensionen und das Gesamtkonstrukt der Resilienzakala mit 25 Items bestätigen. Die Daten belegen zudem eine ausreichend gute Reliabilität und Validität. Darüber hinaus entwickelten die Forscher ein sparsameres Instrument mit 11 Items, die ebenfalls klinische Gültigkeit hat. (Schumacher et al., 2005, S. 16–39)

Für die vorliegende Arbeit wurde die Resilienzskala mit 11 Items (RS-11) ausgewählt, da diese eine reliable, valide und ökonomische Kurzskala zur Messung von Resilienz als positives Personenmerkmal der individuellen Anpassungsfähigkeit darstellt. (Schumacher et al., 2005, S. 31) Mittels Addition der Likert-Punktwerte erfolgt die Auswertung der Skala, hierbei zeigen hohe Summenwerte eine hohe Ausprägung von Resilienz. (Schumacher et al., 2005, S. 22)

Es ergeben sich folgende Aussagen, die auf einer 7-stufigen Likert-Skala nach dem Grad der Zustimmung zu bewerten sind:

1. Wenn ich Pläne habe, verfolge ich sie auch.
2. Normalerweise schaffe ich alles irgendwie.
3. Es ist mir wichtig, an vielen Dingen interessiert zu bleiben.
4. Ich mag mich.
5. Ich kann mehrere Dinge gleichzeitig bewältigen.
6. Ich bin entschlossen.
7. Ich behalte an vielen Dingen Interesse.
8. Ich finde öfter etwas, worüber ich lachen kann.
9. Normalerweise kann ich eine Situation aus mehreren Perspektiven betrachten.
10. Ich kann mich auch überwinden, Dinge zu tun, die ich eigentlich nicht machen will.
11. In mir steckt genügend Energie, um alles zu machen, was ich machen muss.

Die Verwendung der RS-11 in der deutschen Übersetzung erfolgt mit freundlicher Genehmigung von Frau PD Dr. phil. med. habil. Jenny Rosendahl (Universitätsklinikum Jena, Institut für Psychosoziale Medizin und Psychotherapie).

3.3.3 OLBI zur Messung von Burnout

Zur Messung des Burnout-Syndroms wird das OLBI eingesetzt. Es erfasst zwei zentrale Merkmale des Burnouts – Erschöpfung und Disengagement – in einem Fragebogen. Kritisch zu sehen ist, dass gesundheitlichen Problemen häufig komplexe Ursachen und multiple Faktoren zu Grunde liegen, die sich nicht einfach erheben lassen. (Hillert et al., 2018, S. 11–13)

Die Messung der Ausprägung von Burnout erfolgt aktuell meist mittels Selbstbeurteilungsfragebögen, hier vor allem durch das MBI. Ob eine Burnout-Diagnose damit zuverlässig gestellt werden kann, ist noch nicht beantwortet. Prinzipiell liegen diese und die Einschätzung der klinisch relevanten Symptome in der Entscheidungskompetenz des behandelnden Arztes. (Korczak et al., 2010, S. 97)

Es existieren zahlreiche Instrumente zu Messung des Burnout-Risikos. In einem Konzeptpapier konnte nach Auswertung zahlreicher Burnout-Studien die Dimension der (emotionalen) Erschöpfung als konstantes Merkmal eines Burnouts identifiziert werden. Die anderen Dimensionen, wie bspw. Depersonalisation und abnehmende Leistungsbereitschaft bzw. Disengagement kamen zu sehr unterschiedlichen Resultaten. Zudem werden die Grenzwerte oder Cutoff-Werte häufig unterschiedliche gesetzt und interpretiert. (Korczak et al., 2010, S. 6)

Auch das OLBI besteht aus zwei Dimensionen. Für die vorliegende Arbeit wurden die Items der Erschöpfung als eindimensionales Konstrukt eingesetzt.

Der Fragebogen beinhaltet positiv und negativ formulierte Items, die zur Auswertung entsprechend umgepolt werden. Das OLBI wurde in zahlreichen Studien auch dem MBI gegenübergestellt und hat sich als reliables Instrument gezeigt. (Demerouti et al., 2010, S. 210) Bewertet wird der Grad der Zustimmung anhand einer 4-stufigen Likert-Skala in den Abstufungen „stimme völlig zu", „stimme eher zu", „stimme eher nicht zu" und „stimme überhaupt nicht zu".

Es gibt zahlreiche Vorurteile in Bezug auf Burnout. Daher ist es besonders wichtig, reaktive Effekte durch diese Stigmatisierung zu vermeiden. Aus diesem Grund wird der Fragebogen mit „Belastungserleben" überschrieben und nicht mit dem Begriff des Burnouts in Verbindung gebracht werden. (Maslach, Jackson & Leiter, 1996, S. 195–196) Die Auswertung erfolgt mittels Summation der Likert-Punktwerte, wobei höhere Werte auf stärker Ausprägung von Burnout hinweisen. Es ergeben sich folgende Aussagen, die auf einer 4-stufigen Likert-Skala nach dem Grad der Zustimmung zu bewerten sind:

1. Es gibt Tage, an denen ich müde bin, bevor ich zur Arbeit komme.
2. Nach der Arbeit brauche ich zunehmend mehr Zeit, um mich zu entspannen und besser zu fühlen.
3. Ich kann den Druck meiner Arbeit sehr gut ertragen.

4. Während meiner Arbeit fühle ich mich oft emotional ausgelaugt.
5. Nach der Arbeit habe ich genug Energie für meine Freizeitaktivitäten.
6. Nach meiner Arbeit fühle ich mich normalerweise erschöpft und müde.
7. Normalerweise kann ich die Menge meiner Arbeit gut bewältigen.
8. Wenn ich arbeite, fühle ich mich normalerweise voller Energie.

Im Rahmen der vorliegenden Arbeit wurde die englische Originalversion ins Deutsche übersetzt. Die Verwendung des OLBI erfolgt mit freundlicher Genehmigung von Frau Professor Demerouti (Utrecht University and Eindhoven University of Technology).

4 Ergebnisse

Im Folgenden werden zunächst die sozidemografischen Daten der Stichprobe vorgestellt. Im Anschluss erfolgt die Betrachtung der deskriptiven Statistik zu den einzelnen Variablen und die Überprüfung der einzelnen Hypothesen, sowie die abschließende Darstellung der zusammengefassten Ergebnisse.

4.1 Soziodemografische Daten

Insgesamt haben 518 Teilnehmer die Umfrage abgeschlossen. Es wurden nur vollständig ausgefüllte Fragebögen akzeptiert, sodass sämtliche Datensätze komplett sind und in die Auswertung einfließen können. Ein Überblick über die soziodemografischen Charakteristika ist in Tabelle 8 zusammenfassend dargestellt.

	weiblich			männlich		
	Anzahl	Prozent in Bezug auf Geschlecht	Prozent in Bezug auf Gesamtsample	Anzahl	Prozent in Bezug auf Geschlecht	Prozent in Bezug auf Gesamtsample
	388	100	74,9	130	100	25,1
Altersgruppe						
bis 30 Jahre	124	32,0	23,9	22	16,9	4,2
31-40 Jahre	202	52,1	39,0	75	57,7	14,5
41-50 Jahre	46	11,9	8,9	19	14,6	3,7
über 50 Jahre	16	4,1	3,1	14	10,8	2,7
Weiterbildungsstand bzw. Position						
Assistenzarzt	242	62,4	46,7	61	46,9	11,8
Facharzt	92	23,7	17,8	32	24,6	6,2
Facharzt in Oberarzt-/Chefarztposition	54	13,9	10,4	37	28,5	7,1
Beschäftigungsumfang						
Vollzeit (100%)	291	75,0	56,2	113	86,9	21,8
Teilzeit (weniger als 100%)	97	25,0	18,7	17	13,1	3,3
Fachrichtung						
Innere Medizin oder Allgemeinmedizin	130	33,5	25,1	41	31,5	7,9
Chirurgie	82	21,1	15,8	16	12,3	3,1
Anästhesie	60	15,5	11,6	49	37,7	9,5
Urologie/Gynäkologie	35	9,0	6,8	7	5,4	1,4
Sonstiges	81	20,9	15,6	17	13,1	3,3

Tabelle 8: Häufigkeitsverteilung nach Geschlecht
(Quelle: eigene Darstellung)

In der Stichprobe sind 74,9 % weibliche und 25,1% männliche Klinikärzte zu finden. Das Altersspektrum erstreckt sich von 24 bis 64 Jahren. Das Durchschnittsalter liegt bei 35,5 Jahren. Die Gruppe mit den meisten Teilnehmern stellen geschlechterübergreifend die 31-40-jährigen Ärzte dar. Im Folgenden werden die geschlechterspezifischen Unterschiede grafisch dargestellt, die dabei verwendeten Anteile (in %) sind dabei zur besseren Visualisierung von Unterschieden auf das jeweilige Geschlecht bezogen.

Der Weiterbildungsstand bzw. die Position im Geschlechtervergleich zeigen, dass Frauen mit 62,4% deutlich stärker in der Assistenzarzt-Position vertreten sind, als ihre männlichen Kollegen mit 46,9%. Diese befinden sich mit 28,5% hingegen deutlich häufiger in einer Führungsposition, d.h. in der Stellung eines Oberarztes oder Chefarztes, Frauen liegen hier bei 13,9%. Männliche und weibliche Fachärzte ohne Führungsposition sind demgegenüber mit 24,6% und 23,7% relativ gleich verteilt. Die jeweilige grafische Darstellung ist in Abbildung 8 zu finden.

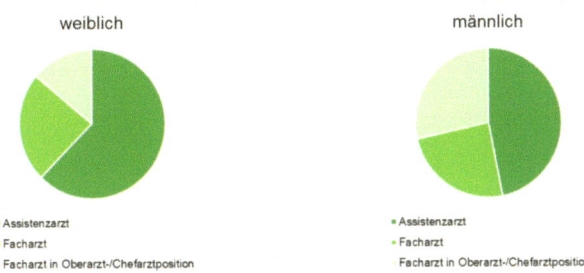

Abbildung 8: Weiterbildungsstand bzw. Position nach Geschlecht
(Quelle: eigene Darstellung)

Der Beschäftigungsumfang im Geschlechtervergleich zeigt, dass weibliche Ärzte mit 25,0% deutlich häufiger in Teilzeit arbeiten, als ihre männlichen Kollegen mit 13,1%. Dabei ist Vollzeit als ein Beschäftigungsumfang von 100% und Teilzeit als weniger als 100% definiert. Die jeweilige Verteilung ist in Abbildung 9 dargestellt.

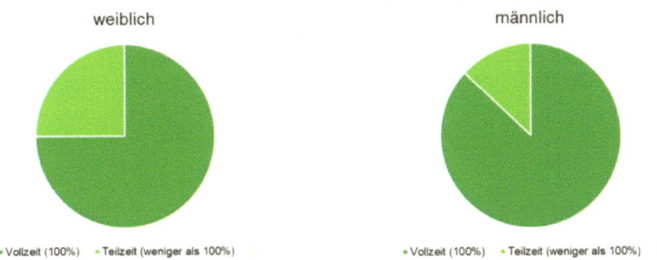

Abbildung 9: Beschäftigungsumfang nach Geschlecht
(Quelle: eigene Darstellung)

Bei der Wahl der jeweiligen Fachrichtung zeigen sich geschlechterspezifische Unterschiede. Während bei den weiblichen Ärzten mit 33,5% Innere Medizin oder Allgemeinmedizin die am häufigsten gewählte Fachrichtung darstellt, so geben bei den männlichen Ärzten mit 37,7% die meisten Anästhesie an.

Auf dem zweiten Rang liegt bei den weiblichen Ärzten Chirurgie mit 21,1%, gefolgt von sonstigen Fächern mit 20,9% und Urologie/Gynäkologie mit 9,0%. Bei den männlichen Kollegen ist Innere Medizin/Allgemeinmedizin mit 31,5% die zweithäufigste Facharztrichtung, gefolgt von sonstigen Fachrichtungen mit 13,1%, Chirurgie mit 12,3% und Urologie/Gynäkologie mit 5,4%. Die jeweilige Verteilung ist in Abbildung 10 dargestellt.

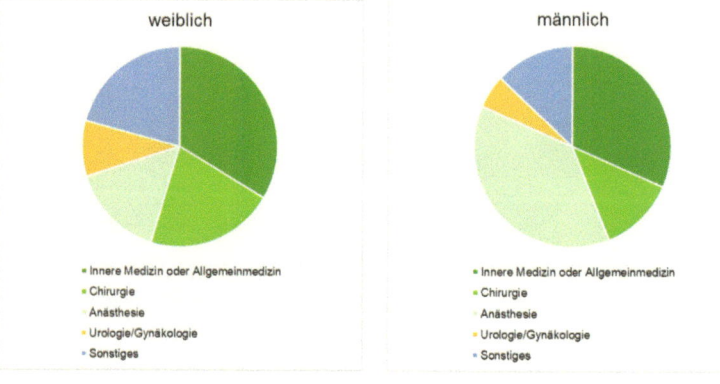

Abbildung 10: Fachrichtung nach Geschlecht
(Quelle: eigene Darstellung)

4.2 Deskriptive Statistik zu den Variablen

Im Folgenden wird die beschreibende Statistik zu den unterschiedlichen Variablen dargestellt. Dazu werden jeweils die Mittelwerte, Mediane, Standardabweichungen (SD) und die Varianz berichtet. Zusätzlich werden die Schiefe und Kurtosis der Variablen berichtet. Bei den Coping-Strategien werden die entsprechenden Daten bis zur Item-Ebene berechnet, bei der Resilienz anhand der Dimensionen und Kategorien, sowie beim Burnout anhand der Dimension.

4.2.1 Coping-Strategien

Die beschreibende Statistik der unterschiedlichen Coping-Strategien nimmt Bezug auf die zwei Dimensionen, sowie die zugeordneten Kategorien und Einzelitems. Dazu werden zunächst die Reliabilitäten mittels Cronbachs Alpha berechnet. Die Werte sind mit 0,398 für die Dimension „adaptives Coping" (Tabelle 13) und 0,445 für die Kategorien „problemorientiertes Coping" (Tabelle 14), sowie 0,307 für „emotionsregulierendes Coping" (Tabelle 15) als unzureichend einzustufen (da α ≤ 0,8). Dies ist in Tabelle 9 als Übersicht dargestellt. Auch bei Weglassen einzelner

Items in dieser Dimension weist das Cronbachs Alpha keine ausreichend hohen Werte auf (siehe Tabelle 16). Entsprechend werden die Indikatoren zunächst als Einzelitems betrachtet.

Dimension	Kategorie	Indikator
adaptives Coping (α = 0,398)	problemorientiertes Coping (α = 0,445)	aktives Coping
		instrumentelle Unterstützung
	emotionsregulierendes Coping (α = 0,307)	positive Umdeutung
		Religion
maladaptives Coping		Gebrauch von Substanzen

Tabelle 9: Reliabilität des Brief-COPE
(Quelle: eigene Darstellung)

Der Indikator „aktives Coping" zeigt einen Mittelwert von 2,83 und einen Median von 3,00. Die Standardabweichung liegt bei 0,761 und die Varianz bei 0,578. Schiefe und Kurtosis betragen -0,208 und -0,340 (siehe Tabelle 17). Somit zeigt sich im Histogramm (Abbildung 11) eine leichte rechtssteile und linksschiefe Verteilung mit einer leicht flachgipfligen Ausprägung.

Der Indikator „instrumentelle Unterstützung" zeigt einen Mittelwert von 2,67 und einen Median von 3,00. Die Standardabweichung liegt bei 0,915 und die Varianz bei 0,837. Schiefe und Kurtosis betragen -0,283 und -0,704. Damit ist die Kurve rechtssteil/linksschief und flachgipflig (Abbildung 12).

Der Indikator „positive Umdeutung" zeigt einen Mittelwert von 2,98 und einen Median von 3,00. Die Standardabweichung liegt bei 0,721 und die Varianz 0,520. Schiefe und Kurtosis betragen -0,559 und 0,510. Damit ist die Kurve rechtssteil/linksschief und steilgipflig (Abbildung 13).

Der Indikator „Religion" zeigt einen Mittelwert von 1,75 und einen Median von 1,00. Die Standardabweichung liegt bei 1,030 und die Varianz 1,062. Schiefe und Kurtosis betragen 1,003 und -0,431. Damit ist die Kurve linkssteil/rechtsschief und flachgipflig (Abbildung 14).

Der Indikator „Gebrauch von Substanzen" zeigt einen Mittelwert von 1,66 und einen Median von 1,00. Die Standardabweichung liegt bei 0,879 und die Varianz 0,773. Schiefe und Kurtosis betragen 1,023 und -0,144. Damit ist die Kurve linkssteil/rechtsschief und flachgipflig (Abbildung 15)

Minima und Maxima liegen bei allen fünf Items bei 1 und 4, die Spannweiten somit jeweils bei 3.

Auf Grund der unzureichenden Reliabilität (α < 0,80) auf Ebene der Dimensionen und Kategorien erfolgen die weiteren Analysen in Form der Betrachtung von Einzelitems.

Um sich einen groben Überblick über die Variable im Geschlechtervergleich zu verschaffen, werden jeweils gruppierte Analysen durchgeführt (Tabelle 18 und 19). Dabei zeigen sich lediglich leichte geschlechterspezifische Unterschiede. Der Indikator „aktives Coping" zeigt bei den männlichen Ärzten einen Mittelwert von 2,78 (SD = 0,780), während die weiblichen Ärzte einen Mittelwert von 2,85 (SD = 0,754) aufweisen. In beiden Fällen liegt der Median bei 3,0 („trifft eher zu"). Der Indikator „instrumentelle Unterstützung" hingegen zeigt bei den Männern einen Mittelwert von 2,42 (SD = 0,939), während dieser bei den weiblichen Kolleginnen bei 2,75 (SD = 0,893) liegt. Es ergibt sich im Median ein Unterschied – während dieser bei den männlichen Ärzten bei 2,0 („trifft eher nicht zu") liegt, so beträgt er bei den weiblichen Ärzten 3,0 („trifft eher zu"). Der Indikator „positive Umdeutung" zeigt bei den männlichen Ärzten einen Mittelwert von 2,82 (SD = 0,811) und bei den weiblichen Ärzten bei 3,03 (SD = 0,681). Der daraus resultierende Median ist in beiden Gruppen 3,0 („trifft eher zu"). Der Indikator „Religion" ist bei den männlichen Ärzten mit 1,7 (SD = 1,009) und bei den weiblichen Ärzten mit einem Mittelwert 1,77 (SD = 1,038) beschrieben. In beiden Fällen ergibt sich ein Median von 1,0. Der Indikator „Gebrauch von Substanzen" zeigt bei den männlichen Ärzten einen Mittelwert von 1,75 (SD = 0,918) und bei den weiblichen Kolleginnen Mittelwert von 1,63 (SD = 0,866). Der Median beträgt in beiden Fällen 1,0.

4.2.2 Resilienz

Die Daten der Variable Resilienz wurden mittels RS-11 erhoben. Es ergibt sich in der vorliegenden Erhebung ein sehr guter Wert für Cronbachs Alpha von 0,852. Die beiden Dimensionen „persönliche Kompetenz" und „Akzeptanz des Selbst/des eigenen Lebens" zeigen mit Werten von 0,828 und 0,636 sehr gute bzw. akzeptable Reliabilitäten (Tabelle 20 bis 22).

Im Histogramm zeigt sich in der Verteilung eine linksschiefe/rechtssteile Kurve (Abbildung 16). Dies spiegeln auch die Schiefe und Kurtosis mit Werten von -1,516 und 3,630 wider. Es gibt somit viele rechtsliegende und entsprechend wenige linksliegende Werte in Form einer steilgipfligen Verteilung. Der Mittelwert liegt bei 60,65 und der Median bei 62,00. Die Standardabweichung beträgt 7,819 und die Varianz 61,134. Minimum und Maximum betragen 24,00 und 77,00, damit liegt die

Spannweite bei 53,00 (Tabelle 23). Die Item-Skala-Statistik ist in Tabelle 24 dargestellt.

Um sich einen Überblick über die Variable im Kontext der soziodemografischen Daten zu verschaffen, werden jeweils gruppierte Analysen durchgeführt. Dabei zeigt sich im Geschlechtervergleich (Tabelle 25 und 26) bei den männlichen Ärzten ein Mittelwert von 61,292 (SD = 9,18 und einem Median von 64,0, während die weiblichen Kolleginnen einen Mittelwert von 60,430 (SD = 7,31) und einen Median von 62,0 aufweisen. Damit liegen in der Zusammenschau für die weiblichen Kolleginnen niedrigere Resilienzwerte vor, als für die männlichen Ärzte. In Bezug auf den Weiterbildungsstand bzw. Die Position des jeweils befragten Arztes ist festzustellen, dass bei der Gruppe der Assistenzärzte der Mittelwert bei 60,80 (SD = 7,331) liegt (Tabelle 27). Der Median beträgt 62,0. Demgegenüber finden sich die Fachärzte bei einem Mittelwert von 59,98 (SD = 7,766) und einem Median von 61,5 (Tabelle 28). Die Fachärzte in Oberarzt-/Chefarztposition zeigen einen Mittelwert von 61,04 (SD = 9,357) und einem Median von 63,0 (Tabelle 29). Bildet man Gruppen in Bezug auf den Beschäftigungsumfang, so sind die in Vollzeit beschäftigten Ärzte bei einem Mittelwert von 60,85 (SD = 7,968) zu finden (Tabelle 30). Der Median beträgt 62,0. Während in Teilzeit beschäftigte Ärzte einen leicht niedrigeren Mittelwert von 59,91 aufweisen (SD = 7,251) (Tabelle 31). Der Median beträgt 61,5. Die gruppierte Analyse bzgl. der Fachrichtung zeigt, dass der höchste Mittelwert, d.h. die höchste Ausprägung von Resilienz bei den Anästhesisten mit einem Mittelwert von 61,16 (SD = 6,763) und einem Median von 62,0 zu finden ist (Tabelle 32). Die der Inneren Medizin oder Allgemeinmedizin angehörigen Ärzte weisen einen Mittelwert von 61,09 (SD = 6,909) und einen Median von 62,0 auf (Tabelle 33). Leicht niedrigere Werte zeigen die Chirurgen mit einem Mittelwert von 59,87 (SD = 9,823) und einem Median von 62,0 (Tabelle 34). Den niedrigsten Mittelwert zeigen die Urologen/Gynäkologen mit einem Wert von 58,81 (SD= 9,379) und einem Median von 61,0 (Tabelle 35). Ärzte, die in sonstigen Fachrichtungen tätig sind, weisen einen Mittelwert von 60,87 auf (SD = 7,404) und einen Median von 62,0 (Tabelle 36).

4.2.3 Burnout

Es zeigt sich im Histogramm eine annähernd normalverteilte Kurve (Abbildung 17). Dies spiegeln auch die Schiefe und Kurtosis mit Werten von -0,232 und -0,068 wider. Der Mittelwert liegt bei 21,27 und der Median bei 21,00. Die Standardabweichung beträgt 4,066 und die Varianz 16,536. Minimum und Maximum betragen

9,00 und 31,00, damit liegt die Spannweite bei 22 (Tabelle 37). Cronbachs Alpha liegt bei 0,839 und ist damit als sehr gut einzustufen (Tabelle 38). Die Item-Skala Statistik ist in Tabelle 39 dargestellt.

Um sich einen Überblick über die Variable im Kontext der soziodemografischen Daten zu verschaffen, werden jeweils gruppierte Analysen durchgeführt. Dabei ergibt sich im Geschlechtervergleich (Tabelle 25 und 26) bei den männlichen Ärzten ein Mittelwert von 20,68 (SD = 4,680) und ein Median von 21,0. Bei den weiblichen Kolleginnen hingegen sind die Werte leicht höher – es zeigt sich ein Mittelwert von 21,46 (SD = 3,826) und ein Median von 22,0. Bezüglich der gruppierten Analyse nach Weiterbildungsstand bzw. Position (Tabelle 27 bis 29) ist bei den Assistenzärzten ein Mittelwert von 21,75 (SD = 3,874) und ein Median von 22,0 zu beobachten. Im Gegensatz dazu etwas niedriger ist der Mittelwert bei den Fachärzten, dieser beträgt 20,94 (SD = 4,061) und der Median liegt bei 21,0. Noch etwas niedriger fallen die Werte bei Fachärzten in Oberarzt-/Chefarztposition aus. Hier liegt der Mittelwert bei 20,10 (SD = 4,447), der Median liegt bei 20,0. Die Werte in Bezug auf den Beschäftigungsumfang (Tabelle 30 und 31) liegen bei für in Vollzeit tätigen Ärzten im Mittelwert 21,27 (SD = 4,072) und der Median 21,0. Bei den in Teilzeit beschäftigten Ärzten beträgt der Mittelwert 21,26 (SD = 4,064) und der Median 21,0. Betrachtet man die Ärzte bzgl. ihrer Fachrichtung (Tabelle 32 bis 36), so findet man die niedrigsten Werte für Burnout bei den Anästhesisten mit einem Mittelwert von 19,86 (SD = 4,421) bei einem Median von 20,0. Die höchsten Werte für Burnout zeigen die Ärzte für Innere Medizin oder Allgemeinmedizin mit einem Mittelwert von 22,05 (SD = 3,920) und einem Median von 22,0. Die Chirurgen liegen mit einem Mittelwert von 21,41 (SD = 3,727) und einem Median von 21,0 im Mittelfeld. Hier finden sich auch die Urologen/Gynäkologen mit einem Mittelwert von 21,81 (SD = 3,677) und einem Median von 22,0 aufweisen. Die sonstigen 21,08 (SD = 4,043) und Median 21,0.

4.3 Überprüfung der Hypothesen und Beantwortung der Leitfragen

Im Folgenden werden die zuvor aufgestellten Zusammenhangshypothesen überprüft, bzw. durch Korrelationsanalysen, lineare Regression und Mediationsanalysen die Entscheidung für oder gegen die Annahme der Null- und dem Verwerfen der Alternativhypothese getroffen.

4.3.1 Überprüfung der Hypothese 1

Hypothese 1: Zusammenhang Ausprägung Resilienz und Burnout

$H1_1$: Bei in Deutschland tätigen Klinikärzten besteht ein negativer Zusammenhang zwischen der Ausprägung von Resilienz und der Ausprägung von Burnout.

$H0_1$: Bei in Deutschland tätigen Klinikärzten besteht kein oder ein positiver Zusammenhang zwischen der Ausprägung von Resilienz und der Ausprägung von Burnout.

Zur Überprüfung eines gerichteten/ungerichteten Zusammenhangs zwischen den zwei Variablen Resilienz und Burnout werden Korrelationen berechnet.

Da es sich um zwei metrisch skalierte Variablen handelt, können diese nach Pearson korreliert werden.

Für eine Punkt-Moment-Korrelation nach Pearson müssen folgende Voraussetzungen erfüllt werden: (Duller, 2018, S. 135)

1. Metrische oder dichotome Merkmale
2. Beide Merkmale annähernd normalverteilt
3. Linearer Zusammenhang zwischen den Merkmalen

Wie bereits beschrieben, kann bei der Likert-Skalierung von einer metrischen Skala ausgegangen werden, somit ist die erste Voraussetzung erfüllt.

Prinzipiell kann bei den Variablen auf Grund des zentralen Grenzwertsatzes von einer Normalverteilung ausgegangen werden, da es sich mit 518 um eine Stichprobe mit mehr als 30 Probanden handelt. (Döring & Bortz, 2016a, 640-641)

Zur Überprüfung des linearen Zusammenhanges zwischen zwei Variablen wird eine einfaches Streudiagramm erstellt (Abbildung 18), hierbei ist ein negativer, linearer Zusammenhang zu erkennen. Somit sind alle drei Voraussetzungen erfüllt. Die Berechnung der Punkt-Moment-Korrelation nach Pearson (Tabelle 40) ergibt einen Korrelationskoeffizienten von -0,480 und eine 2-seitigen Signifikanz von 0,000, d.h. die Korrelation ist signifikant. Es zeigt sich somit, dass mit steigenden Werten der Variable Resilienz die Werte für die Variable Burnout fallen und eine als gering zu bewertende, negative Korrelation vorliegt.

Die Regressionsanalyse dient dazu, bei zwei miteinander korrelierenden Variablen von einer auf die andere zu schätzen. Präziser ausgedrückt schätzt man mit Hilfe einer Prädiktorvariable die Kriteriumsvariable. (Budischewski & Ornau, 2016,

S. 69–81) Es soll somit überprüft werden, ob sich durch die Ausprägung der Resilienz der Burnout-Wert vorhersagen lässt.

Dabei gibt der Regressionskoeffizient R^2 an, wieviel Prozent der Varianz durch das Modell erklärt werden können. (Schäfer, 2016, S. 103–108) In Tabelle 41 zeigt die Modellzusammenfassung für R^2 einen Wert von 0,230. Dieser kann als akzeptabel interpretiert werden. Zusätzlich ist in der ANOVA-Tabelle (Tabelle 42) ist eine Signifikanz von 0,000 abzulesen, sodass die Nullhypothese verworfen werden kann. Bei Betrachtung der Koeffizienten (Tabelle 43) ist zu erkennen, dass es einen signifikanten Effekt gibt, der verschieden von null ist.

4.3.2 Überprüfung der Hypothese 2

Hypothese 2: Zusammenhang Ausprägung Resilienz und bevorzugte Coping-Strategie

$H1_2$: Bei in Deutschland tätigen Klinikärzten besteht ein positiver Zusammenhang zwischen der Ausprägung von Resilienz und der Anwendung einer oder mehrerer adaptiver Coping-Strategien.

$H0_2$: Bei in Deutschland tätigen Klinikärzten besteht kein oder ein negativer Zusammenhang zwischen der Ausprägung von Resilienz und der Anwendung einer oder mehrerer adaptiver Coping-Strategien.

Dieser Zusammenhang wird ebenfalls mittels einer Punkt-Moment-Korrelation nach Pearson überprüft. Die beiden ersten Voraussetzungen sind erfüllt, zur Überprüfung einer linearen Beziehung werden einfache Streudiagramme erstellt (Abbildung 19 bis 23). Hierbei wird deutlich, dass nur die Items „aktives Coping" und „instrumentelle Unterstützung" eine Linearität mit Resilienz aufweisen.

Anschließend erfolgt eine Berechnung der Punkt-Moment-Korrelation nach Pearson für die verbleibenden zwei Items von Coping in Bezug auf Resilienz (Tabelle 44 und 45). Dabei zeigt sich, dass die Korrelationen zwischen dem Gesamtkonstrukt der Resilienz und den jeweiligen Coping-Strategien als Einzelitems auf dem Niveau von 0,01 (2-seitig) signifikant sind. Eine Übersicht der Ergebnisse ist in Tabelle 10 dargestellt. Das Item „aktives Coping" zeigt dabei eine geringe, positive Korrelation mit der Resilienz. Das Item „instrumentelle Unterstützung" korreliert sehr gering positiv mit der Resilienz.

Dimension	Kategorie	Indikator	Korrelationskoeffizient und Signifikanz mit Resilienz
adaptives Coping	problemorientiertes Coping	aktives Coping	0,292 und 0,000
		instrumentelle Unterstützung	0,131 und 0,003
	emotionsregulierendes Coping	Religion	nicht linear
		positive Umdeutung	nicht linear
maladaptives Coping		Gebrauch von Substanzen	nicht linear

Tabelle 10: Korrelationskoeffizient und Signifikanz Resilienz mit Coping (Quelle: eigene Darstellung)

Da somit bei mindestens einer der adaptiven Coping-Strategien ein positiver Zusammenhang mit Resilienz vorzufinden ist, kann die Nullhypothese verworfen und die Alternativhypothese angenommen werden.

4.3.3 Überprüfung der Hypothese 3

Hypothese 3: Zusammenhang Ausprägung Burnout und bevorzugte Coping-Strategie

H1$_3$: Bei in Deutschland tätigen Klinikärzten besteht ein positiver Zusammenhang zwischen der Anwendung maladaptiver Coping-Strategien und der Ausprägung von Burnout.

H0$_3$: Bei in Deutschland tätigen Klinikärzten besteht kein oder ein negativer Zusammenhang zwischen der Anwendung maladaptiver Coping-Strategien und der Ausprägung von Burnout.

Der Zusammenhang zwischen Burnout und maladaptiven Coping-Strategien wird ebenfalls mittels einer Punkt-Moment-Korrelation nach Pearson gemessen. Die Voraussetzungen Nr. 1 und 2 sind erfüllt, zur Überprüfung einer linearen Beziehung wird ein einfaches Streudiagramm erstellt (Abbildung 24). Hierbei wird deutlich, dass „Gebrauch von Substanzen" eine Linearität mit Burnout aufweist.

Anschließend erfolgt eine Berechnung der Punkt-Moment-Korrelation nach Pearson (Tabelle 46). Diese zeigt, dass maladaptives Coping mit einem Korrelationskoeffizienten von 0,242 und einem p = 0,000 schwach positiv mit dem Konstrukt des Burnouts korreliert.

Da somit zwischen der maladaptiven Coping-Strategie ein positiver Zusammenhang mit Burnout vorzufinden ist, kann die Nullhypothese verworfen und die Alternativhypothese angenommen werden.

4.3.4 Überprüfung der Hypothese 4

Hypothese 4: Mediation der Ausprägung von Resilienz und von Burnout durch die bevorzugte Coping-Strategie

H1$_4$: Der Zusammenhang zwischen der Ausprägung von Burnout und Resilienz wird durch eine oder mehrere Coping-Strategien mediiert.

H0$_4$: Der Zusammenhang zwischen der Ausprägung von Burnout und Resilienz ist nicht vereinbar mit einer Mediation durch eine oder mehrere Coping-Strategien.

Zur Berechnung einer vermuteten Mediation wird eine Mediationsanalyse durchgeführt. Eine Mediationsanalyse wird durchgeführt, wenn ein bedeutender Zusammenhang zwischen einer Prädiktor- und einer Kriteriumsvariable vermutet wird. (Baron & Kenny, 1986, S. 1176–1177)

Da diese auf der Berechnung von Regressionen basiert, sind hier ebenfalls die Voraussetzungen im Sinne der Normalverteilung, Skalierung und einer linearen Beziehung zu erfüllen. Die Normalverteilung und Skalierung sind wie oben beschrieben gegeben. Die Linearität ist jedoch bzgl. Resilienz und Coping-Strategien nur bei „aktives Coping" und „instrumentelle" Unterstützung gegeben. Burnout hingegen zeigt lineare Beziehungen nur zu „aktives Coping" und „maladaptives Coping". Somit lässt sich die Mediationsanalyse lediglich mit dem Indikator „aktives Coping" durchführen. Daraus ergibt sich das in Abbildung 26 dargestellte Schema.

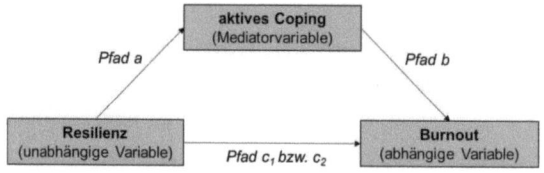

Abbildung 11: Grafische Darstellung der Mediationspfade (Quelle: Eigene Darstellung)

Es werden die Pfade a, b, c_1 (über m mediierter Zusammenhang zwischen UV und AV) und c_2 (direkter Zusammenhang UV und AV) mittels Regressionen berechnet. Um einen Mediatoreffekt nachweisen zu können, müssen laut Baron und Kenny folgende Punkte zutreffen:

- Pfad a ist signifikant
- Pfad b ist signifikant
- Pfad c_1 ist signifikant
- entweder Pfad c_2 ist signifikant (vollständige Mediation) oder die Differenz zwischen c_1 und c_2 ist sehr gering (partielle Mediation).

Wenn einer der Punkte nicht zutrifft, dann kann nach Baron und Kenny keine Mediation nachgewiesen werden. (Baron & Kenny, 1986, S. 1176)

Mittels PROCESS, einem Makro für SPSS, erfolgt nun die Mediatoranalyse durchgeführt, die vollständige Ausgabe ist in Abbildung 25 dargestellt. Die zusammengefassten Ergebnisse finden sich in Tabelle 11.

Mediator (Brief-COPE)	Pfad a	Pfad b	Pfad c_1	Pfad c_2
aktives Coping	R = 0,0284 p = 0,0000	R = -0,2754 p = 0,2050	R = -0,2495 p = 0,0000	R = -0,2416 P = 0,0000

Tabelle 11: Regressionskoeffizienten und Signifikanzen der Pfade
(Quelle: eigene Darstellung)

Zu erkennen ist, dass Pfad b mit einem p = 0,2050 als unzureichend zu beurteilen ist. Zusätzlich zeigt sich mit Werten von -0,2495 und -0,2416 für R bei Pfad c_1 und c_2 keine deutliche Differenz. Somit sind die Ergebnisse nicht vereinbar mit einer Mediation des Zusammenhanges zwischen Resilienz und Burnout durch die Variable „aktives Coping". Die Nullhypothese wird damit angenommen und die Alternativhypothese verworfen.

4.4 Zusammenfassung der Ergebnisse

Anhand der vorgestellten Ergebnisse kann ein schwach negativer Zusammenhang zwischen den Variablen der Resilienz und des Burnouts gezeigt werden, die Nullhypothese wird entsprechend verworfen und die Alternativhypothese angenommen. Der Zusammenhang zwischen Resilienz und mindestens einer adaptiven Copingstrategie konnte ebenfalls gezeigt werden, sodass auch hier die Nullhypothese verworfen und die Alternativhypothese angenommen wird. Auch Die Analyse des

Zusammenhangs zwischen maladaptiven Coping-Strategien und Burnout kam zu diesem Ergebnis, d.h. Burnout und die Bevorzugung maladaptiver Coping-Strategien korrelieren miteinander. Entsprechend wird auch hier die Nullhypothese verworfen und die Alternativhypothese angenommen. Bei der Untersuchung der bevorzugte Coping-Strategie als potentiell vermittelnde Variable, waren die anhand der Mediatoranalyse erhobenen Daten nicht mit einer Mediation vereinbar. Die Ergebnisse bzw. Entscheidungen bzgl. der einzelnen Hypothesen sind in Tabelle 12 zusammenfassend dargestellt.

	Hypothese	Ergebnis
$H1_1$	Bei in Deutschland tätigen Klinikärzten besteht ein negativer Zusammenhang zwischen der Ausprägung von Resilienz und der Ausprägung von Burnout.	*angenommen*
$H0_1$	Bei in Deutschland tätigen Klinikärzten besteht kein oder ein positiver Zusammenhang zwischen der Ausprägung von Resilienz und der Ausprägung von Burnout.	*verworfen*
$H1_2$	Bei in Deutschland tätigen Klinikärzten besteht ein positiver Zusammenhang zwischen der Ausprägung von Resilienz und der Anwendung einer oder mehrerer adaptiver Coping-Strategien.	*angenommen*
$H0_2$	Bei in Deutschland tätigen Klinikärzten besteht kein oder ein negativer Zusammenhang zwischen der Ausprägung von Resilienz und der Anwendung einer oder mehrerer adaptiver Coping-Strategien.	*verworfen*
$H1_3$	Bei in Deutschland tätigen Klinikärzten besteht ein positiver Zusammenhang zwischen der Anwendung maladaptiver Coping-Strategien und der Ausprägung von Burnout.	*angenommen*
$H0_3$	Bei in Deutschland tätigen Klinikärzten besteht kein oder ein negativer Zusammenhang zwischen der Anwendung maladaptiver Coping-Strategien und der Ausprägung von Burnout.	*verworfen*
$H1_4$	Der Zusammenhang zwischen der Ausprägung von Burnout und Resilienz wird durch eine oder mehrere Coping-Strategien mediiert.	*verworfen*
$H0_4$	Der Zusammenhang zwischen der Ausprägung von Burnout und Resilienz ist nicht vereinbar mit einer Mediation durch eine oder mehrere Coping-Strategien.	*angenommen*

Tabelle 12: Ergebnisse zu den Hypothesen
(Quelle: eigene Darstellung)

5 Diskussion

Die Ergebnisse werden nun in Bezug zum aktuellen Forschungsstand gesetzt und interpretiert. Dabei erfolgt zunächst eine kritische Selbstreflexion bzgl. des Vorgehens und die Beleuchtung der Gütekriterien im Forschungsprojekt. Anschließend werden die überprüften Hypothesen diskutiert und ein Fazit bzgl. des Projektes gezogen.

5.1 Selbstreflexion und Gütekriterien

Sämtliche Schritte der Datenerhebung und -auswertung in der quantitativen Sozialforschung müssen definierte Gütekriterien erfüllen. Dadurch lassen sich die Daten möglichst fehlerfrei erheben und auswerten. Dabei kann zwischen Gütekriterien für Messinstrumente (Objektivität, Reliabilität, Validität) und Gütekriterien für das gesamte Forschungsdesign (interne und externe Validität) unterschieden werden. (Krebs & Menold, 2019, S. 489–498)

Die **Objektivität einer Skala** beschreibt, dass sämtliche Schritte und Vorgaben zum Messinstrument eindeutig definiert werden müssen. Sie darf nicht von der durchführenden Person beeinflusst werden. (Döring & Bortz, 2016d, S. 268) In der vorliegenden Arbeit handelt es sich bei der Datenerhebung um eine Online-Befragung. Somit findet die Beantwortung der Fragen unabhängig vom Forscher statt. In Folge dessen können diese auch nicht beeinflusst werden. Die Anforderungen an die Objektivität sind somit erfüllt.

Die **Reliabilität einer Skala** beschreibt die Messgenauigkeit bzw. deren Zuverlässigkeit. Die Daten dürfen hierbei nur wenige Messfehler aufweisen und müssen unter gleichen Bedingungen reproduzierbar sein. Die Berechnung erfolgt anhand eines Reliabilitätskoeffizienten. (Döring & Bortz, 2016d, S. 268) Im vorliegenden Projekt wurden die Reliabilitäten mit Cronbachs Alpha berechnet. Die Werte hierfür sind in den Variablen Resilienz und Burnout als sehr gut einzustufen. Ebenso betrifft dies die beiden Resilienz-Dimensionen. Bei Coping hingegen konnten keine ausreichenden Reliabilitäten für die Dimensionen und Kategorien berechnet werden, sodass auf Ebene von Einzel-Items fortgesetzt wurde.

Durch eine ausreichende **Validität einer Skala** ist ein Messinstrument gegeben, dass das zu messende Konstrukt bzw. die Variable abbildet. Es sollten keine ähnlichen Konstrukte gemessen werden. (Döring & Bortz, 2016d, S. 268)

Für dieses Projekt wurden ausschließlich validierte Skalen verwendet bzw. im Falle des Coping Einzelitems daraus. Dadurch kann von einer ausreichenden Validität ausgegangen werden. Kritisch anzumerken ist, dass die Resilienz und die adaptiven Coping-Strategien sich nur schwer trennscharf darstellen lassen. In mehreren Studien haben sich hier auch nach Auffassung der Befragten Überschneidungen ergeben. (Zwack et al., 2011; O'Dowd et al., 2018)

Zusammenfassend kann die Nutzung von Einzelitems zur Erfassung nach wie vor kritisch gesehen werden. Die Verwendung von zwei Items pro Coping-Strategie hätte sich bzgl. der Reliabilität positiv ausgewirkt. Hier müssen Risiko und Nutzen abgewogen werden, d.h. die Frage geklärt werden, ob durch mehr redundante Items tatsächlich die Stichprobe entscheidend kleiner geworden wäre und es zu vermehrten Abbrüchen gekommen wäre.

Vorteile einer (längeren) Skala im Gegensatz zur Messung mittels Einzelitems liegen u.a. darin, dass relativ komplexe Konstrukte umfassend erfasst werden können und die Validität erhöht wird. Auch die Messgenauigkeit lässt sich mit zunehmender Zahl von Items steigern, da potentielle Messfehler sich ausgleichen und zu einer Steigerung der Reliabilität führen können. Nachteile von Skalen gegenüber Einzelitems liegen zudem im erhöhten Zeitaufwand für die Teilnehmer und möglicher Redundanz. (Döring & Bortz, 2016d, S. 268)

Die **interne und externe Validität** eines Forschungsdesign sind besonders bei Querschnittsuntersuchungen kritisch zu bewerten. Entsprechend problematisch gestaltet sich auch die kausale Interpretation der Daten. Die Generalisierbarkeit ist bei diesem Design vor allem im Kontext der externen Validität kritisch zu sehen. Auch die interne Validität ist bei Vorliegen eines Längsschnittdesigns deutlich erhöht. Hierbei müssen allerdings möglich Störfaktoren beachtet bzw. korrigiert werden. (Döring & Bortz, 2016a, 679) Die interne und externe Validität stehen in einem Spannungsverhältnis zueinander. Werden bspw. eine homogene Stichprobe und relativ ähnliche Bedingungen geschaffen, steigt die interne Validität, jedoch ist eine Generalisierbarkeit nicht so leicht möglich. (Döring & Bortz, 2016f, S. 198)

Durch die Einschränkung der Teilnehmer auf in Deutschland arbeitende Klinikärzte wurde eine gewisse Homogenisierung geschaffen. Damit konnte die interne Validität erhöht werden, jedoch ist eine Verallgemeinerung oder Vergleich mit anderen Studien schwierig. Im internationalen Kontext bspw. sind auch die länderspezifischen Charakteristika und Rahmenbedingungen von großer Bedeutung.

Die Gesamtteilnehmerzahl von 518 Ärzten ist positiv zu bewerten. Die Rekrutierung hingegen kann kritisch gesehen werden. Das Vorgehen mittels einem allgemeinen Teilnahmeaufruf als Gelegenheitsstichprobe wird auch als

Selbstselektions-Stichprobe bezeichnet. Entsprechend ist zu vermuten, dass nur bzgl. des Themas motivierte Teilnehmer in der Stichprobe zu finden sind. Demgegenüber kann eine direkte schriftliche Einladung einen Aufforderungscharakter aufweisen und auch Personen mit geringem Interesse am Thema werden zu einer Teilnahme bewegt. Da prinzipiell jede Datenerhebung freiwillig erfolgt, ist bei empirischen Arbeiten immer mit diesem Effekt zu rechnen, d.h. dass immer eine gewisse Selbstselektion stattfindet. Denkbar ist auch eine Verweigerung oder ein Abbruch der Teilnahme. (Döring & Bortz, 2016e, S. 305–306)

Wie in der Heidelberger Studie kann auch hier durch die Selbstselektion der Stichprobe ein Positivbias zugunsten sich als resilient erlebenden Medizinern nicht ausgeschlossen werden. (Zwack et al., 2011, S. 500)

5.2 Diskussion der Ergebnisse

5.2.1 Stichprobe und deskriptive Daten

Bei Betrachtung der **Stichprobenzusammensetzung** ist auffallend, dass Frauen deutlich häufiger in der Assistenzarzt-Position vertreten sind als ihre männlichen Kollegen. Diese befinden sich hingegen deutlich häufiger in einer Führungsposition, d.h. in der Stellung eines Oberarztes oder Chefarztes.

Eine Befragung von rund 1000 in Deutschland tätigen Ärzten zu ihren beruflichen Präferenzen bzgl. Position in der Klinikhierarchie kamen Hamburger Forscher zu ähnlichen Ergebnissen. Das Bestreben, nach ihrer Fachweiterbildung eine Oberarztposition einzunehmen, war bei männlichen Ärzten deutlich höher als bei den weiblichen Kolleginnen. Mit Blick auf die Chefarztposition war der Unterschied sogar noch höher. (Ziegler, van den Bussche, Römer, Krause-Solberg & Scherer, 2017, 74-82)

Ein Grund hierfür kann in der Familienplanung mit klassischen Rollenverteilungen liegen. Der Vergleich des Beschäftigungsumfanges zwischen den Geschlechtern zeigt, dass weibliche Ärzte deutlich häufiger in Teilzeit arbeiten, als ihre männlichen Kollegen.

In einer Studie konnte gezeigt werden, dass doppelt so viele männliche Arbeitnehmer im Vergleich zu den weiblichen Kolleginnen eine Beschäftigung in Vollzeit anstreben. (Gedrose et al., 2012, S. 1242–1244)

In Bezug auf die **bevorzugten Coping-Strategien** zeigt der Indikator „instrumentelle Unterstützung" im Geschlechtervergleich bei den weiblichen Ärzten einen höheren Grad der Zustimmung als bei den männlichen Kollegen.

Der Indikator „Gebrauch von Substanzen" zeigt bei den Befragten nur einen geringen Mittelwertunterschied mit höherer Zustimmung für die männlichen Ärzte.

Es gibt einige andere Studien, die hier meist deutliche Geschlechterunterschiede ausmachen, wobei männliche Ärzte tendenziell mehr Alkohol trinken, als weibliche Kolleginnen.

Es wurden bspw. 920 Fragebögen von Klinikärzten durch Münchner Forscher ausgewertet. Dabei zeigte sich, dass 23% der Ärzte gefährliche Mengen Alkohol zu sich nehmen. Auffallend war, dass kinderlose Ärzte deutlich mehr Alkohol tranken als Eltern. In Bezug auf Alter und Position hingegen ergaben sich kaum Unterschiede. Im Geschlechtervergleich zeigten männliche Ärzte einen höheren Alkoholkonsum als ihre weiblichen Kolleginnen. Insgesamt waren die konsumierten Mengen bei ca. 25% der Ärzte als gefährlich einzustufen. Bei den weiblichen Assistenzärzten zeigte sich eine deutlich erhöhte Disposition für den Konsum von Alkohol, als bei ihren in leitenden Positionen tätigen Kolleginnen. Im Arztberuf sollte die Primärprävention mit dem Ziel einer frühen Identifikation gefährdeter Gruppen, sowie die Einleitung von entsprechenden Maßnahmen erfolgen. (Pförringer, Mayer, Meisinger, Freuer & Eyer, 2018, S. 1–13)

In einer Online-Befragung konnten Forscher aus Wiesbaden bei 1917 deutschen Klinikärzten hingegen einen höheren Anteil abstinenter Ärzte feststellen als in der deutschen Bevölkerung. Nur vereinzelte Ärzte konsumieren Alkohol in einem gefährlichen Maße und hier sind besonders männliche Ärzte der Fachrichtung Chirurgie betroffen. (Rosta, 2008, S. 198–203)

Eine Erklärung hierfür könnte sein, dass chirurgische Disziplinen besonders starken Disstress haben. Eine Verbesserung der Arbeitsbedingungen kann auch hier ein Ansatzpunkt sein, um die berufliche Belastung zu senken bzw. zielgruppenspezifisch Risiken entgegenzuwirken. (Bauer & Groneberg, 2015, 150-158)

Bei der **Resilienz** zeigen sich im Geschlechtervergleich bei den männlichen Ärzten höhere Werte als bei den weiblichen Kolleginnen.

In einer Studie an 599 älteren Menschen der deutschen Bevölkerung konnten im Geschlechtervergleich ebenfalls niedrigere Resilienzwerte bei Frauen nachgewiesen werden. (Leppert, Gunzelmann, Schumacher, Strauss & Brähler, 2005, S. 365–369)

Bei Betrachtung der Resilienz im Kontext von Weiterbildungsstand bzw. der Position des jeweils befragten Arztes ist festzustellen, dass Fachärzte in Oberarzt-/ Chefarztposition deutlich höhere Werte für Resilienz aufweisen, als Assistenzärzte. Zugleich zeigen in Vollzeit beschäftigte Ärzte höhere Resilienzwerte als in Teilzeit beschäftigte Ärzte. Hier gibt es bisher keine vergleichbaren Untersuchungen, allerdings sind die Ergebnisse gegenläufig zu den Wertes des Burnouts und können so interpretiert werden.

Für **Burnout** zeigen sich im Geschlechtervergleich bei den weiblichen Ärzten höhere Werte, als bei den männlichen Kollegen. Der Beschäftigungsumfang im Geschlechtervergleich zeigt, dass weibliche Ärzte deutlich häufiger in Teilzeit arbeiten als ihre männlichen Kollegen.

Im Fehlzeitenreport 2019 konnten bzgl. Burnout ebenfalls große Unterschiede im Hinblick auf das Geschlecht festgestellt werden. Weibliche Versicherte zeigten doppelt so viele AU-Tage als Männer. Frauen sind aufgrund eines Burnouts mehr als doppelt so lange krankgeschrieben. (Meyer et al., 2019, S. 459–461)

Die erhöhten Werte für Burnout bei Ärztinnen gegenüber Ärzten im Geschlechtervergleich konnten auch in der Erhebung von Ulmer Forschern gezeigt werden. (P. Beschoner et al., 2016, S. 1349) Zudem sind vor allem männliche Ärzte in leitenden Positionen tätig während Ärztinnen meist in Teilzeit arbeiten und häufiger hohe Werte für emotionale Erschöpfung aufweisen. (P. Beschoner et al., 2016, S. 1345)

Demgegenüber zeigte sich in der Studie mit australischen Allgemeinmedizinern, dass Alter, Geschlecht und Berufserfahrung keinen Zusammenhang mit Burnout aufwiesen. (Cooke et al., 2013, S. 2–3)

Bei Betrachtung der Ärzte bzgl. ihrer Fachrichtung, zeigen sich die niedrigsten Werte für Burnout bei den Anästhesisten und die höchsten Werte bei Ärzten für Innere Medizin oder Allgemeinmedizin.

Eine Befragung von 7288 amerikanischen Ärzten sämtlicher Fachdisziplinen zeigte ebenfalls erhebliche Unterschiede beim Burnout in Bezug auf die Fachrichtung. Besonders Fachgebiete mit Patientenerstkontakt (Allgemeinmedizin und Innere Medizin) hatten die höchste Burnout-Rate. (Shanafelt et al., 2012, S. 1377–1385)

Bezüglich Weiterbildungsstand bzw. Position sind bei den Assistenzärzten höhere Burnout-Werte im Gegensatz zu Fachärzten in Oberarzt-/Chefarztposition zu finden.

In der Ulmer Studie konnten bei den männlichen Ärzten keine Unterschiede zwischen den verschiedenen Positionen ausgemacht werden, während die weiblichen Ärzte höhere Werte für emotionale Erschöpfung in entsprechend niedrigeren hierarchischen Positionen zeigten. (P. Beschoner et al., 2016, S. 1346)

Auch Bergner konnte ähnliche Tendenzen zeigen. Die im Krankenhaus vorherrschenden, fast schon militärischen Hierarchien führen dazu, dass sich in den unteren Ebenen entsprechend negative Auswirkungen zeigen. Auch die Lebensqualität deutscher Ärzte ist von ihrer Position in diesen Strukturen abhängig. Sie steigt mit höherer Hierarchiestufe an. (Chefärzte über Oberärzten, über Fachärzten, über Assistenzärzten) (Albrecht & Giernalczyk, 2016, S. 37)

5.2.2 Diskussion der Ergebnisse der Hypothesen

Der Zusammenhang zwischen Resilienz und Burnout zeigt sich als negative Korrelation, d.h. höhere Werte für Resilienz sind verbunden mit niedrigen Werten für Burnout. Damit konnte bei der **Hypothese 1** die Alternativhypothese angenommen werden.

Im Rahmen der Studie von Bremer Forschern bei der deutschen Allgemeinbevölkerung konnte dieser Zusammenhang ebenfalls gezeigt werden, bzw. gingen niedrige Werte für Resilienz mit erhöhter Depressivität einher. (Pechmann et al., 2015, S. 197-201)

Auch in der Studie mit australischen Allgemeinmedizinern zeigte sich eine negative Korrelation zwischen Resilienz und Burnout. (Cooke et al., 2013, S. 2-3)

Mit der **Hypothese 2** konnte gezeigt werden, dass instrumentelles Coping (adaptive Coping-Strategie) in einem positiven Zusammenhang mit Resilienz steht.

In der Heidelberger Studie zeigte sich, dass die identitätsstiftenden Potenziale wie Selbstwertgefühl besonders durch Demotivation in den beruflichen Anfangsjahren prädestinieren. Zudem wurde von 52,5% der Befragten Selbstbewusstheit (d.h. Selbstwahrnehmung und Reflexivität) als zentrale Resilienzfaktoren angegeben. Dabei wird diese als kontinuierliches Werkzeug angesehen, um eigene Dysbalancen und Erschöpfung früh zu erkennen und gegenzusteuern. Auch eine proaktiv-offene Kommunikation mit den Kollegen/Vorgesetzten, Selbstorganisation und Fehlermanagement werden als wichtige Komponenten genannt. 55,1% aller befragten Ärzte gaben diese Coping-Strategie als ihre bevorzugte an. Vor allem jüngere Ärzte legten Werte auf diese instrumentelle Unterstützung. (Zwack et al., 2011, S. 498)

Im Rahmen der nordrhein-westfälischen Studie von Studierenden der Sozialen Arbeit zeigte sich, dass adaptive Coping-Stile mit Stressreduktion einhergehen. (Kriener, Schwertfeger, Deimel & Köhler, 2018, 37-43)

Auch konnte in der irischen Studie gezeigt werden, dass das, was Ärzte unter Resilienz verstehen, häufig adaptives Coping ist. (O'Dowd et al., 2018, S. 1-8)

Entsprechend verschwimmen die Grenzen und die Konstrukte können nicht als ganz trennscharf betrachtet werden.

Die **Hypothese 3** untersuchte den Zusammenhang zwischen maladaptiven Coping-Strategien und Burnout. Die beiden Variablen haben positiv korreliert und die Alternativhypothese wurde angenommen.

In einer Studie mit kanadischen Psychiatern zeigten ein Fünftel der Befragten Burnout-Symptome. Die Befragten mit hohen Burnout-Werten wendeten häufiger maladaptive Coping-Strategien wie den Gebrauch von Alkohol an. (Kealy, Halli, Ogrodniczuk & Hadjipavlou, 2016, S. 732-736)

In einer Erhebung bei kanadischen Krankenhausärzten wurde ebenfalls der Zusammenhang zwischen vermeidenden Coping-Strategien und emotionaler Erschöpfung gezeigt. (Lemaire & Wallace, 2010, S. 6-8)

In der **Hypothese 4** wurde die Alternativhypothese verworfen und die Nullhypothese angenommen. Die Berechnungen sind nicht vereinbar mit einer Mediation des Zusammenhanges zwischen Resilienz und Burnout durch die Variable „aktives Coping".

In einer chinesischen Studie konnten Forscher zeigen, dass die Beziehung zwischen Persönlichkeitsmerkmalen und Lebenszufriedenheit bei einer Stichprobe von 2.357 chinesischen Jugendlichen teilweise durch den Bewältigungsstil mediiert wird. (Le Xu et al., 2017, S. 1-13)

Im Rahmen einer schwedischen Studie zeigte sich ein signifikanter, direkter und indirekter Effekt von Kohärenzgefühl auf die Lebensqualität, mediiert durch Coping. (Kristofferzon, Engström & Nilsson, 2018, S. 1855-1863)

Eine Mediation konnte in der vorliegenden Arbeit nicht gezeigt werden. Dies könnte an zusätzlichen Einflussfaktoren liegen, die ggf. situationsspezifisch oder individuell auftreten. Hier sind weitere Studien unter Berücksichtigung zusätzlicher Variablen sinnvoll.

In Zukunft sollte der Abbau von Zeitdruck die erste Maßnahme zur Reduktion und Prävention bei Burnout sein. Mit sinkender Zahl der zu betreuenden Patienten sinkt auch das Burnout-Risiko. (Bergner, 2010, S. 110)

Die Hauptursache in Form einer belastenden Arbeitssituation muss verstärkt in den Fokus rücken und in Forschungsprojekten besonderes Augenmerk auf die vorherrschenden Strukturen und Bedingungen am Arbeitsplatz gelegt werden. (Korczak et al., 2010, S. 100)

Bei Ärzten sind auf der einen Seite die Ursachen bzw. Arbeitsbedingungen besonders belastend und auf der anderen Seite die Folgen von Burnout gravierender als in anderen Berufsgruppen. Umso wichtiger ist es für die zukünftige Forschung, hier anzusetzen und gezielt mit Maßnahmen zu agieren. (Albrecht & Giernalczyk, 2016, S. 38)

Wichtig ist im Kontext des Burnouts die differenzialdiagnostische Abklärung auf der einen und das frühzeitige Erkennen von ersten Anzeichen auf der anderen Seite. Hierzu müssen die Arbeitgeber bzw. die zuständigen Personen (z.B. Betriebsarzt) geschult und sensibilisiert werden. Die Gesundheit der Mitarbeiter sollte so im Fokus des Arbeitgebers stehen. (Koehler & Koehler, 2014, S. 1733)

Mittels Screeninguntersuchungen lassen sich Personen mit niedriger Resilienz identifizieren, um diesen durch das erhöhte Risiko für psychische Erkrankungen frühzeitig Maßnahmen zur Prävention von Burnout anbieten zu können. (Pechmann et al., 2015, S. 197–201)

Da es in nahezu allen Branchen zu einer Arbeitsverdichtung, begrenzten Budgets und zunehmender Bürokratisierung kommt, lassen sich die Ergebnisse auch auf andere Berufsgruppen übertragen. Die Balance zwischen persönlichem Einsatz und angemessener Abgrenzung ist dabei von zentraler Bedeutung. (Zwack, 2015, S. 7)

Zudem besteht ein großes Potenzial, ganzheitliche Resilienz-Strategien im Personalmanagement einzusetzen. Diese können im Kontext der schnelllebigen Arbeitsbedingungen erheblich zur Vorbeugung von Erschöpfung beitragen. (Gimbel & Lang, 2018, S. 189–190) Die erlangten Ergebnisse konnten bereits in ähnlicher Form bzw. an anderen Stichproben gezeigt werden. Erklärungsansätze liegen vor allem in der ressourcenstärkenden Wirkung von Resilienz, die auch anhand des transaktionalen Stressmodells veranschaulicht werden kann.

Die Ausprägung von Resilienz als Prädiktor für Burnout einzusetzen, bietet zahlreiche Chancen. Besonders sie Identifikation und gezielte Unterstützung von niedrigresilienten Personen seitens des Personalmanagements kann zur Reduktion der AU-Tage beitragen und langfristig zu einem gesunden Unternehmen führen. (Pechmann et al., 2015, S. 197–201)

5.3 Fazit und Ausblick

Die Ergebnisse zeigen einen negativen Zusammenhang zwischen den Variablen Resilienz und Burnout. Mittels linearer Regression konnte zudem gezeigt werden, dass sich die Ausprägung von Resilienz zur Vorhersage von Burnout eignet. Dabei sind die Werte für Resilienz bei den männlichen Ärzten höher, während die weiblichen Kolleginnen höhere Werte für Burnout aufweisen. In Bezug auf die Hierarchie sind die Werte für Resilienz in Führungspositionen höher und in Assistenzpositionen entsprechend niedriger. Die Ausprägung von Burnout zeigt eine gegenläufige Tendenz, hier weisen Assistenzärzte deutlich höhere Werte auf, als Fachärzte in Oberarzt-/Chefarztposition. Im Hinblick auf die Fachrichtung ist bei den Anästhesisten die höchste Ausprägung von Resilienz zu verzeichnen, während die Urologen/Gynäkologen die niedrigsten Werte verzeichnen. Beim Burnout hingegen sind die niedrigsten Werte bei Anästhesisten, die höchsten Werte Inne e und Allgemeinmedizin.

Zudem konnten positive Korrelationen zwischen adaptiven Coping-Strategien („aktives Coping") und Resilienz, sowie zwischen Burnout und maladaptiven Coping-Strategien gezeigt werden.

Die Ergebnisse waren nicht vereinbar mit einer Mediation des Zusammenhanges von Resilienz und Burnout durch Coping-Strategien.

Unternehmen (im Gesundheitswesen) können die gezeigten Zusammenhänge vielseitig nutzen. So ließe sich die Resilienz bereits bei Auswahl oder Einstellung der Mitarbeiter messen und die Belegschaft entsprechend aufbauen. Damit können vorbeugend die burnoutbedingten Fehltage reduziert oder sogar vermieden werden. Es lassen sich anhand der soziodemografischen Daten bestimmte Risikogruppen mit niedrigen Resilienzwerten identifizieren und diese direkt ansprechen. Damit kann die Resilienz bzw. deren Förderung auf Grund der zunehmenden Anzahl der AU-Tage in Unternehmen eine zentrale Rolle einnehmen.

Auch die Unterstützung der Mitarbeiter bei Verwendung adaptiver Coping-Strategien (z.B. Förderung instrumenteller Unterstützung durch Kommunikationsworkshops) bzw. bei Prävention in Bezug auf maladaptive Coping-Strategien (z.B. Sucht-Prävention) können hieraus abgeleitet werden.

In weiteren Analysen sollten die soziodemografischen Daten und individuelle Merkmale als Moderatoren und Mediatoren untersucht werden, um Zielgruppen für Präventionsmaßnahmen entsprechend näher eingrenzen zu können.

Literaturverzeichnis

Albrecht, C. (2015), Belastungserleben bei Lehrkräften und Ärzten, Bad Heilbrunn.

Albrecht, C./Giernalczyk, T. (2016), Ärzte im Krankenhaus, PiD – Psychotherapie im Dialog, 17. Jg., Nr. 2, S. 36–39.

Antonovsky, A. (1997). Salutogenese. Zur Entmystifizierung der Gesundheit (Forum für Verhaltenstherapie und psychosoziale Praxis, Band 36), Tübingen.

Baron, R. M./Kenny, D. A. (1986), The moderator–mediator variable distinction in social psychological research: Conceptual, strategic, and statistical considerations. Journal of Personality and Social Psychology, 51. Jg., Nr. 6, S. 1173–1182.

Bauer, J./Groneberg, D. A. (2015), Ärztliche Arbeitsbedingungen im Kranken-Haus – Ein Vergleich der Fachgebiete (iCept-Studie). https://doi.org/10.1055/s-0041-103165, abgerufen am 15.10.2019

Becker, B. (2014), Praxisfelder der Differentiellen und Persönlichkeitspsychologie, Studienbrief der SRH Fernhochschule, Riedlingen.

Bergner, T. (2010), Burnout bei Ärzten. Arztsein zwischen Lebensaufgabe und Lebens-Aufgabe (Sachbuch, 2. Auflage). Stuttgart: Schattauer GmbH Verlag für Medizin und Naturwissenschaften.

Bergner, T. (2016), Burnout bei Ärzten: Die Balance bewahren. https://doi.org/10.1055/s-0042-109419, abgerufen am 20.07.2019

Beschoner, P./Braun, M./Schönfeldt-Lecuona, C./Freudenmann, R. W./Wietersheim, J. von. (2016), Gender-Aspekte bei Ärztinnen und Ärzten: Berufsleben und psychosoziale Belastungen. https://doi.org/10.1007/s00103-016-2431-7, abgerufen am 31.08.2019

Beschoner, P./Limbrecht-Ecklundt, K./Jerg-Bretzke, L. (2019), Psychische Gesundheit von Ärzten: Burnout, Depression, Angst und Substanzgebrauch im Kontext des Arztberufes. https://doi.org/10.1007/s00115-019-0739-x, abgerufen am 20.10.2019

Braun, M./Schönfeldt-Lecuona, C./Kessler, H./Beck, J./Beschoner, P./Freudenmann, R. W. (2008), Burnout, Depression und Substanzgebrauch bei deutschen Psychiatern und Nervenärzten. https://doi.org/10.1055/s-0038-1627220, abgerufen am 02.08.2019

Budischewski, K./Ornau, F. (2016), Statistik, Studienbrief der SRH Fernhochschule, Riedlingen.

Bühl, A. (2008), SPSS 16. Einführung in die moderne Datenanalyse, 11., überarbeitete und erweiterte Auflage, München

Bundesärztekammer (Bundesärztekammer, Hrsg.) (2019), Ärztestatistik zum 31. Dezember 2018, https://www.bundesaerztekammer.de/fileadmin/user_upload/downloads/pdf-Ordner/Statistik2018/Stat18AbbTab.pdf, abgerufen am 01.09.2019

Carver, C. S. (1997), You want to measure coping but your protocol's too long: consider the brief COPE. https://doi.org/10.1207/s15327558ijbm0401_6, abgerufen am 23.07.2019

Cooke, G. P. E./Doust, J. A./Steele, M. C. (2013), A survey of resilience, burnout, and tolerance of uncertainty in Australian general practice registrars. https://doi.org/10.1186/1472-6920-13-2, abgerufen am 22.08.2019

Demerouti, E./Mostert, K./Bakker, A. B. (2010), Burnout and work engagement: a thorough investigation of the independency of both constructs. https://doi.org/10.1037/a0019408, abgerufen am 22.08.2019

Diehl, M./Chui, H./Hay, E. L./Lumley, M. A./Grühn, D./Labouvie-Vief, G. (2014), Change in coping and defense mechanisms across adulthood: longitudinal findings in a European American sample. Developmental Psychology, https://doi.org/10.1037/a0033619, abgerufen am 22.08.2019

Döring, N./Bortz, J. (2016a). Datenanalyse. In: N. Döring & J. Bortz (Hrsg.), Forschungsmethoden und Evaluation in den Sozial- und Humanwissenschaften, 5. vollständig überarbeitete, aktualisierte und erweiterte Auflage, Berlin, S. 597-784.

Döring, N./Bortz, J. (2016b), Datenerhebung. In: N. Döring & J. Bortz (Hrsg.), Forschungsmethoden und Evaluation in den Sozial- und Humanwissenschaften, 5. vollständig überarbeitete, aktualisierte und erweiterte Auflage, Berlin, S. 321–578.

Döring, N. & Bortz, J. (2016c), Forschungsthema. In: N. Döring & J. Bortz (Hrsg.), Forschungsmethoden und Evaluation in den Sozial- und Humanwissenschaften, 5. vollständig überarbeitete, aktualisierte und erweiterte Auflage, Berlin, S. 144–156.

Döring, N. & Bortz, J. (2016d), Operationalisierung. In: N. Döring & J. Bortz (Hrsg.), Forschungsmethoden und Evaluation in den Sozial- und Humanwissenschaften, 5. vollständig überarbeitete, aktualisierte und erweiterte Auflage, Berlin, S. 221–290.

Döring, N. & Bortz, J. (2016e), Stichprobenziehung. In: N. Döring & J. Bortz (Hrsg.), Forschungsmethoden und Evaluation in den Sozial- und Humanwissenschaften, 5. vollständig überarbeitete, aktualisierte und erweiterte Auflage, Berlin, S. 291–320.

Döring, N. & Bortz, J. (2016f), Untersuchungsdesign. In: N. Döring & J. Bortz (Hrsg.), Forschungsmethoden und Evaluation in den Sozial- und Humanwissenschaften, 5. vollständig überarbeitete, aktualisierte und erweiterte Auflage, Berlin, S. 181–220.

Duller, C. (2018), Einführung in die nichtparametrische Statistik mit SAS, R und SPSS, 2. Auflage, Berlin, Heidelberg.

Färber, F./Rosendahl, J. (2018), The Association Between Resilience and Mental Health in the Somatically, https://doi.org/10.3238/arztebl.2018.0621, abgerufen am 23.08.2019.

Forster, J. (2011), Heilen und helfen bis ins hohe Alter - oder bis zum Umfallen? https://doi.org/10.1055/s-0030-1270147, abgerufen am 12.09.2019.

Fröhlich-Gildhoff, K./Rönnau-Böse, M. (2019), Resilienz, 5. aktualisierte Auflage, München.

Fuchs, C. & Diamantopoulus, A. (2009), Using single-item measure for construct measurement in management research. Die Betriebswirtschaft, Jg. 69, Nr. 2, S. 195-210.

Gedrose, B./Wonneberger, C./Jünger, J./Robra, B. P./Schmidt, A./Stosch, C. (2012), Haben Frauen am Ende des Medizinstudiums andere Vorstellungen über Berufstätigkeit und Arbeitszeit als ihre männlichen Kollegen? Ergebnisse einer multizentrischen postalischen Befragung. https://doi.org/10.1055/s-0032-1304872, abgerufen am 02.09.2019.

Gimbel, B./Lang, S. (2018), Gesundheitskompetenz als Schlüsselqualifikation der Zukunft bei der Personalentwicklung. In: M. A. Pfannstiel/H. Mehlich (Hrsg.), BGM – ein Erfolgsfaktor für Unternehmen. Lösungen, Beispiele, Handlungsanleitungen, Wiesbaden, S. 179–202.

Heller, J./Gallenmüller, N. (2019), Resilienz-Coaching: Zwischen „Händchenhalten" für Einzelne und Kulturentwicklung für Organisationen. In: Heller, J. (Hrsg.), Resilienz für die VUCA-Welt. Individuelle und organisationale Resilienz entwickeln, Wiesbaden, S. 3–18.

Hildebrandt, A. (2015), Lineare und logistische Regression. In: Hildebrandt, A./Jäckle, S./Wolf, F./Heindl, A. (Hrsg.), Methodologie, Methoden, Forschungsdesign. Ein Lehrbuch für fortgeschrittene Studierende der Politikwissenschaft, Wiesbaden, S. 63–108.

Hillert, A./Koch, S./Lehr, D. (2018), Burnout und chronischer beruflicher Stress. Ein Ratgeber für Betroffene und Angehörige, Göttingen.

Huber, M. (2019), Resilienz im Team. Ideen und Anwendungskonzepte für Teamentwicklung (essentials), Wiesbaden.

Kalisch, R./Müller, M. B./Tüscher, O. (2015), A conceptual framework for the neurobiological study of resilience. https://doi.org/10.1017/S0140525X1400082X, abgerufen am 21.08.2019.

Kaluza, G. (2018), Gelassen und sicher im Stress. Das Stresskompetenz-Buch: Stress erkennen, verstehen, bewältigen, 7. Auflage, Berlin, Heidelberg.

Kealy, D./Halli, P./Ogrodniczuk, J. S./Hadjipavlou, G. (2016), Burnout among Canadian Psychiatry Residents: A National Survey. Canadian Journal of Psychiatry. https://doi.org/10.1177/0706743716645286, abgerufen am 01.09.2019

Klingenheben, T./Perings, S./Perings, C. (2019), Nachwuchsproblematiken für Praxen und Kliniken: Herausforderung der Generationen. Aktuelle Kardiologie, Jg. 8, Nr. 1, S. 58–63.

Knoll, N./Scholz, U./Rieckmann, N. (2017), Einführung Gesundheitspsychologie, 4., aktualisierte Auflage, München.

Kobasa, S. C. (1979), Stressful life events, personality, and health: An inquiry into hardiness. https://doi.org/10.1037/0022-3514.37.1.1, abgerufen am 21.09.2019

Koehler, U./Koehler, Y. L. (2014), "Burnout"-Krankheit oder Folge von Stress? https://doi.org/10.1055/s-0034-1370293, abgerufen am 21.09.2019.

Korczak, D./Huber, B./Kister, C. (2010), Differentialdiagnostik des Burnout-Syndroms: DIMDI. https://doi.org/10.3205/hta000087L, abgerufen am 21.09.2019

Krebs, D./Menold, N. (2019), Gütekriterien quantitativer Sozialforschung. In: N. Baur & J. Blasius (Hrsg.), Handbuch Methoden der empirischen Sozialforschung, Wiesbaden, S. 489–504.

Kriener, C./Schwertfeger, A./Deimel, D./Köhler, T. (2018), Psychosoziale Belastungen, Stressempfinden und Stressbewältigung von Studierenden der Sozialen Arbeit: Ergebnisse einer quantitativen Studie. https://doi.org/10.1055/s-0042-108643, abgerufen am 21.09.2019.

Kristofferzon, M.-L./Engström, M./Nilsson, A. (2018), Coping mediates the relationship between sense of coherence and mental quality of life in patients with chronic illness: a cross-sectional study. https://doi.org/10.1007/s11136-018-1845-0, abgerufen am 02.09.2019

Krohne, H. W. (2017), Stress und Stressbewältigung bei Operationen, https://doi.org/10.1007/978-3-662-53000-9, abgerufen am 03.10.2019.

Kunzler, A. M./Gilan, D. A./Kalisch, R./Tüscher, O./Lieb, K. (2018), Aktuelle Konzepte der Resilienzforschung. Der Nervenarzt Jg. 89, Nr. 7, S. 747–753.

Lauterbach, M. (2018), Einführung in das systemische Gesundheitscoaching. 3. Auflage, Heidelberg.

Lazarus, R. S./Folkman, S. (1984), Stress, appraisal, and coping, New York.

Xu, L./Liu, R.-D./Ding, Y./Mou, X./Wang, J./Liu, Y. (2017), The Mediation Effect of Coping Style on the Relations between Personality and Life Satis-faction in Chinese Adolescents. https://doi.org/10.3389/fpsyg.2017.01076, abgerufen am 25.09.2019

Leipold, B. (2015), Resilienz im Erwachsenenalter, München.

Lemaire, J. B./Wallace, J. E. (2010), Not all coping strategies are created equal: a mixed methods study exploring physicians' self reported coping strategies. https://doi.org/10.1186/1472-6963-10-208, abgerufen am 23.09.2019.

Leppert, K./Gunzelmann, T./Schumacher, J./Strauss, B./Brähler, E. (2005), Resilienz als protektives Persönlichkeitsmerkmal im Alter. https://doi.org/10.1055/s-2005-866873, abgerufen am 10.10.2019.

Maslach, C./Jackson, S. E./Leiter, M. P. (1996), Maslach Burnout Inventory, 3. Auflage, Palo Alto.

Merz, B./Oberlander, W. (2008), Berufszufriedenheit: Ärztinnen und Ärzte beklagen die Einschränkung ihrer Autonomie. Dtsch Arztebl International, Jg. 105, Nr. 7, S. 322-324.

Meyer, M./Maisuradze, M./Schenkel, A. (2019), Krankheitsbedingte Fehlzeiten in der deutschen Wirtschaft im Jahr 2018 – Überblick. In: Badura, B./Ducki, A./Schröder, H. (Hrsg.), Fehlzeiten-Report 2019: Digitalisierung - gesundes Arbeiten ermöglichen, Berlin Heidelberg, S. 413–477.

Miksch, A. (2019), Gesundheit von Ärztinnen und Ärzten. In: H.-D. Klimm & F. Peters-Klimm (Hrsg.), Allgemeinmedizin. Der Mentor für die Facharztprüfung und für die allgemeinmedizinische ambulante Versorgung, 6., unveränderte Auflage, S. 112–114, Stuttgart.

O'Dowd, E./O'Connor, P./Lydon, S./Mongan, O./Connolly/F., Diskin, C. (2018), Stress, coping, and psychological resilience among physicians. https://doi.org/10.1186/s12913-018-3541-8, abgerufen am 18.09.2019.

Pechmann, C./Petermann, F./Brähler, E./Decker, O./Schmidt, S. (2015), Führt niedrige Resilienz zu einer stärkeren psychischen Belastung? Psychiatrische Praxis, Jg. 42, Nr. 4, 197–201.

Pförringer, D./Mayer, R./Meisinger, C./Freuer, D./Eyer, F. (2018), Health, risk behaviour and consumption of addictive substances among physicians - results of an online survey. https://doi.org/10.1186/s12995-018-0208-7, abgerufen am 07.09.2019.

Raab-Steiner, E. & Benesch, M. (2018), Der Fragebogen. Von der Forschungsidee zur SPSS-Auswertung, 5., aktualisierte und überarbeitete Auflage, Wien.

Rolfe, M. (2019), Positive Psychologie und organisationale Resilienz, Berlin.

Rose, U., Müller, G., Freude, G. & Kersten, N. (2019), Arbeitsbedingungen und psychische Gesundheit bei sozialversicherungspflichtig Beschäftigten Ärzten: Ein bundesweiter Vergleich mit einer repräsentativen Beschäftigtenstichprobe. Gesundheitswesen, Jg. 81, Nr. 5, S. 382–390.

Rosta, J. (2008), Hazardous alcohol use among hospital doctors in Germany. https://doi.org/10.1093/alcalc/agm180, abgerufen am 21.09.2019.

Schäfer, T. (2016), Methodenlehre und Statistik. Einführung in Datenerhebung, deskriptive Statistik und Inferenzstatistik, 1. Auflage 2016, Wiesbaden.

Schaper, N. (2019), Wirkungen der Arbeit. In: Nerdinger, F. W./ Blickle, G./Schaper, N. (Hrsg.), Arbeits- und Organisationspsychologie, 4. Auflage, Berlin, Heidelberg, S. 573-600.

Schumacher, J., Leppert, K., Gunzelmann, T., Strauß, B. & Brähler, E. (2005), Die Resilienzskala – Ein Fragebogen zur Erfassung der psychischen Widerstandsfähigkeit als Personmerkmal. Zeitschrift für Klinische Psychologie, Psychiatrie und Psychotherapie, Jg. 53, Nr. 1, S. 16–39.

Shanafelt, T. D., Boone, S., Tan, L., Dyrbye, L. N., Sotile, W., Satele, D. (2012), Burnout and satisfaction with work-life balance among US physicians relative to the general US population. https://doi.org/10.1001/archinternmed.2012.3199, abgerufen am 21.08.2019.

Siegrist, J. (1996), Adverse health effects of high-effort/low-reward conditions. https://doi.org/10.1037/1076-8998.1.1.27, abgerufen am 17.09.2019.

Siegrist, J. (2005), Social reciprocity and health: new scientific evidence and policy implications. https://doi.org/10.1016/j.psyneuen.2005.03.017, abgerufen am 27.09.2019.

Soderstrom, M., Dolbier, C., Leiferman, J. & Steinhardt, M. (2000), The Relationship of Hardiness, Coping Strategies, and Perceived Stress to Symptoms of Illness. Journal of Behavioral Medicine, Jg. 23, Nr. 3, S. 311–328.

Stock, C. (2015), Burnout. Erkennen und verhindern, Freiburg.

Struhs-Wehr, K. (2017), Betriebliches Gesundheitsmanagement und Führung. Gesundheitsorientierte Führung als Erfolgsfaktor im BGM. Wiesbaden.

Thullner, S. (2018), Stresstheorien, -faktoren und -reaktionen. Studienbrief der SRH Fernhochschule, Riedlingen.

Wadenpohl, S. (2016). Resilienz – An der Schnittstelle von Public Health und Gerontologie. In: Wink, R. (Hrsg.), Multidisziplinäre Perspektiven der Resilienzforschung, Wiesbaden, S. 73–99.

Wagnild, G. M. & Young, H. M. (1993). Development and psychometric evaluation of the resilience scale. Journal of Nursing Measurement, Jg. 1, Nr. 2, S. 165–178.

Werner, C., Schermelleh-Engel, K., Gerhard, C. & Gäde, J. C. (2016). Struk-turgleichungsmodelle. In: Döring, N. & Bortz, J. (Hrsg.), Forschungsmethoden und Evaluation in den Sozial- und Humanwissenschaften, 5. vollständig überarbeitete, aktualisierte und erweiterte Auflage, Berlin, S. 945–974.

Werner, E. (1993). Risk, resilience, and recovery: Perspectives from the Kauai Longitudinal Study. Development and Psychopathology, Jg. 5, Nr. 4, S. 503–515.

Ziegler, S., van den Bussche, H., Römer, F., Krause-Solberg, L. & Scherer, M. (2017), Berufliche Präferenzen bezüglich Versorgungssektor und Position von Ärztinnen und Ärzten nach vier jähriger fachärztlicher Weiterbildung. https://doi.org/10.1055/s-0043-101860, abgerufen am 17.07.2019.

Zwack, J. (2015), Wie Ärzte gesund bleiben – Resilienz statt Burnout, 2., unveränderte Auflage. Stuttgart.

Zwack, J., Abel, C. & Schweitzer, J. (2011), Resilienz im Arztberuf-salutogenetische Praktiken und Einstellungsmuster erfahrener Ärzte. https://doi.org/10.1055/s-0031-1291276, abgerufen am 15.07.2019.

Anhang I: Fragebogen

Liebe Ärztinnen und Ärzte,

im Rahmen meiner Bachelorarbeit untersuche ich den Zusammenhang zwischen dem Belastungserleben und der Resilienz (psychische Widerstandskraft) im Arztberuf.

Hierzu werden zunächst demografische Daten erhoben, im Anschluss folgen 24 Aussagen zum beruflichen Belastungserleben, zum Umgang mit schwierigen Situationen und zur eigenen Widerstandskraft. Bitte geben Sie für jede Aussage genau eine Antwortoption an.

Teilnehmen können alle Ärztinnen und Ärzte, die in deutschen Kliniken arbeiten.

Die Beantwortung der Fragen erfolgt anonym und dauert ca. 10 Minuten.

Vielen Dank für Ihre Unterstützung!

Warum erhebe und verarbeite ich Ihre Daten

Die Umfrage entspricht den datenschutzrechtlichen Bestimmungen der DSGVO. Ihre Teilnahme erfolgt freiwillig und kann jederzeit beendet werden. Bei einer Nichtteilnahme oder Beendigung entstehen Ihnen keine Nachteile. Personenbezogene Angaben werden streng vertraulich behandelt und dienen ausschließlich zur Auswertung im Rahmen des Forschungsprojektes. Mit dem Ausfüllen des Fragebogens stimmen Sie zu, dass Ihre Angaben in anonymisierter Form weiterverwendet werden dürfen.

Wenn Sie mehr Information über die Verarbeitung Ihrer personenbezogenen Daten wünschen, bitte auf folgenden Link klicken.

☐ Ich stimme zu, dass meine personenbezogenen Daten gemäss den hier aufgeführten Angaben verarbeitet werden.

Ich möchte nicht teilnehmen   Weiter zur Umfrage

Anhang I: Fragebogen

Alter

☐

Geschlecht

☐ männlich

☐ weiblich

aktueller Weiterbildungsstand der Facharztausbildung bzw. Position

☐ Assistenzarzt

☐ Facharzt

☐ Facharzt in Oberarzt-/Chefarztposition

Vertraglich vereinbarter Beschäftigungsumfang in der Klinik

☐ Vollzeit (100%)

☐ Teilzeit (weniger als 100%)

Fachrichtung der Weiterbildung

☐ Innere Medizin oder Allgemeinmedizin

☐ Chirurgie

☐ Anästhesie

☐ Urologie/Gynäkologie

☐ Sonstiges

Weiter

Belastungserleben
Die nachfolgenden Aussagen beziehen sich auf Ihre Arbeit im Krankenhaus. Bitte geben Sie jeweils den Grad Ihrer Zustimmung an.

	stimme völlig zu	stimme eher zu	stimme eher nicht zu	stimme überhaupt nicht zu
Es gibt Tage, an denen ich müde bin, bevor ich zur Arbeit komme.	○	○	○	○
Nach der Arbeit brauche ich zunehmend mehr Zeit, um mich zu entspannen und besser zu fühlen.	○	○	○	○
Ich kann den Druck meiner Arbeit sehr gut ertragen.	○	○	○	○
Während meiner Arbeit fühle ich mich oft emotional ausgelaugt.	○	○	○	○
Nach der Arbeit habe ich genug Energie für meine Freizeitaktivitäten.	○	○	○	○
Nach meiner Arbeit fühle ich mich normalerweise erschöpft und müde.	○	○	○	○
Normalerweise kann ich die Menge meiner Arbeit gut bewältigen.	○	○	○	○
Wenn ich arbeite, fühle ich mich normalerweise voller Energie.	○	○	○	○

Umgang mit Belastungen
Beurteilen Sie nun, inwiefern die folgenden Aussagen auf Ihr Denken und Handeln in Ihren beruflichen Belastungssituationen zutreffen.

	trifft überhaupt nicht zu	trifft eher nicht zu	trifft eher zu	trifft völlig zu
Ich habe aktiv gehandelt, um die Situation zu verbessern.	○	○	○	○
Ich habe Alkohol oder andere Mittel zu mir genommen, um mich besser zu fühlen.	○	○	○	○
Ich habe andere Menschen um Hilfe und Rat gebeten.	○	○	○	○
Ich habe versucht, etwas Gutes in dem zu finden, was mir passiert ist.	○	○	○	○
Ich habe gebetet oder meditiert.	○	○	○	○

Anhang I: Fragebogen

Resilienz (psychische Widerstandskraft)
Bitte geben Sie im Folgenden an, wie sehr die Aussagen im Allgemeinen auf Sie zutreffen.

	überhaupt nicht	meistens nicht	eher nicht	neutral	eher	meistens	immer
Wenn ich Pläne habe, verfolge ich sie auch.	○	○	○	○	○	○	○
Normalerweise schaffe ich alles irgendwie.	○	○	○	○	○	○	○
Es ist mir wichtig, an vielen Dingen interessiert zu bleiben.	○	○	○	○	○	○	○
Ich mag mich.	○	○	○	○	○	○	○
Ich kann mehrere Dinge gleichzeitig bewältigen.	○	○	○	○	○	○	○
Ich bin entschlossen.	○	○	○	○	○	○	○
Ich behalte an vielen Dingen Interesse.	○	○	○	○	○	○	○
Ich finde öfter etwas, worüber ich lachen kann.	○	○	○	○	○	○	○
Normalerweise kann ich eine Situation aus mehreren Perspektiven betrachten.	○	○	○	○	○	○	○
Ich kann mich auch überwinden, Dinge zu tun, die ich eigentlich nicht machen will.	○	○	○	○	○	○	○
In mir steckt genügend Energie, um alles zu machen, was ich machen muss.	○	○	○	○	○	○	○

Herzlichen Dank für die Teilnahme!

Anhang II: SPSS Daten

Reliabilitätsstatistiken

Cronbachs Alpha	Anzahl der Items
,398	4

Tabelle 13: Reliabilitätsstatisik Brief-COPE (adaptives Coping)

Reliabilitätsstatistiken

Cronbachs Alpha	Anzahl der Items
,445	2

Tabelle 14: Reliabilitätsstatisik Brief-COPE (problemorientiertes Coping)

Reliabilitätsstatistiken

Cronbachs Alpha	Anzahl der Items
,307	2

Tabelle 15: Reliabilitätsstatisik Brief-COPE (emotionsregulierendes Coping)

Item-Skala-Statistiken

	Skalenmittelwert, wenn Item weggelassen	Skalenvarianz, wenn Item weggelassen	Korrigierte Item-Skala-Korrelation	Cronbachs Alpha, wenn Item weggelassen
Ich habe versucht, etwas Gutes in dem zu finden, was mir passiert ist.	7,25	3,015	,295	,268
Ich habe gebetet oder meditiert.	8,48	2,792	,122	,460
Ich habe aktiv gehandelt, um die Situation zu verbessern.	7,40	3,168	,194	,355
Ich habe andere Menschen um Hilfe und Rat gebeten.	7,56	2,568	,296	,238

Tabelle 16: Item-Skala-Statistik Brief-COPE (adaptives Coping)

Anhang II: SPSS Daten

Statistiken

		Ich habe aktiv gehandelt, um die Situation zu verbessern.	Ich habe Alkohol oder andere Mittel zu mir genommen, um mich besser zu fühlen.	Ich habe andere Menschen um Hilfe und Rat gebeten.	Ich habe versucht, etwas Gutes in dem zu finden, was mir passiert ist.	Ich habe gebetet oder meditiert.
N	Gültig	518	518	518	518	518
	Fehlend	0	0	0	0	0
Mittelwert		2,83	1,66	2,67	2,98	1,75
Median		3,00	1,00	3,00	3,00	1,00
Modus		3	1	3	3	1
Std.-Abweichung		,761	,879	,915	,721	1,030
Varianz		,578	,773	,837	,520	1,062
Schiefe		-,208	1,023	-,283	-,559	1,003
Standardfehler der Schiefe		,107	,107	,107	,107	,107
Kurtosis		-,340	-,144	-,704	,510	-,431
Standardfehler der Kurtosis		,214	,214	,214	,214	,214
Minimum		1	1	1	1	1
Maximum		4	4	4	4	4

Tabelle 17: Statistiken zum Brief-COPE (alle Indikatoren)

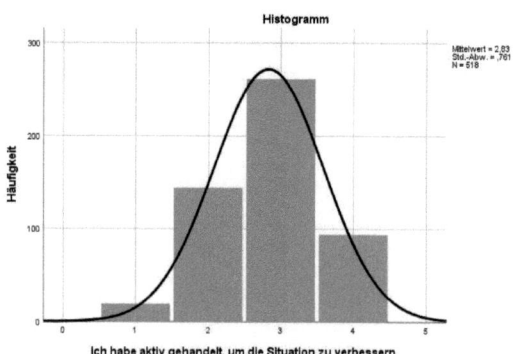

Abbildung 12: Histogramm zum Brief-COPE (Indikator „aktives Coping")

Anhang II: SPSS Daten

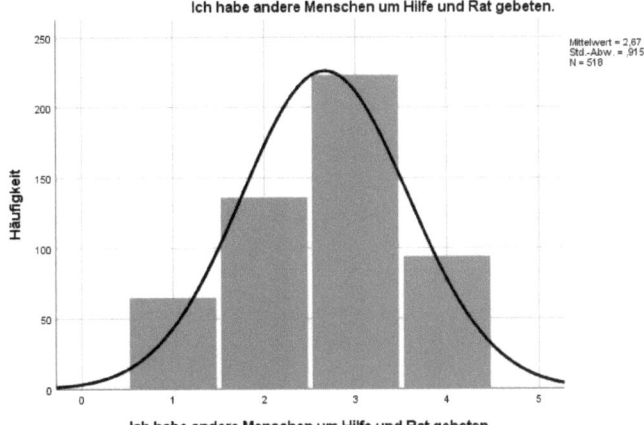

Abbildung 13: Histogramm zum Brief-COPE (Indikator „instrumentelle Unterstützung")

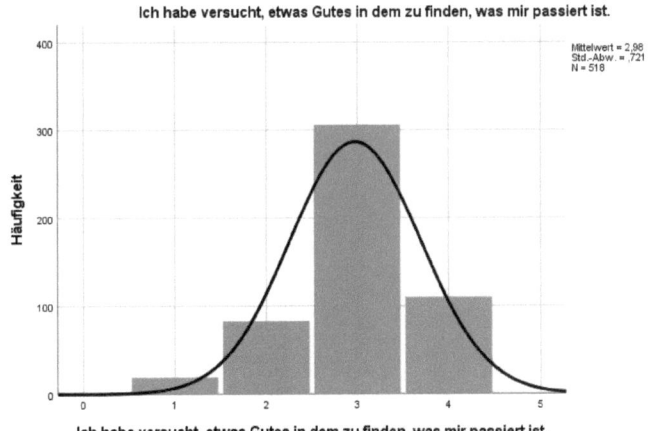

Abbildung 14: Histogramm zum Brief-COPE (Indikator „positive Umdeutung")

Anhang II: SPSS Daten

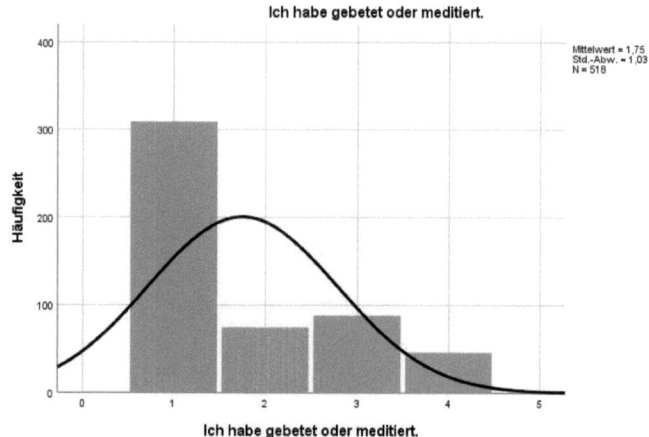

Abbildung 15: Histogramm zum Brief-COPE (Indikator „Religion")

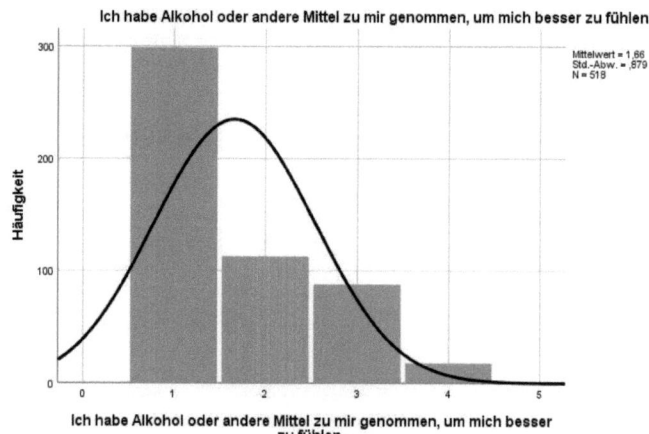

Abbildung 16: Histogramm zum Brief-COPE (Indikator „Gebrauch von Substanzen")

Anhang II: SPSS Daten

Statistiken[a]

		olbi_ges	resi_ges	Ich habe aktiv gehandelt, um die Situation zu verbessern.	Ich habe Alkohol oder andere Mittel zu mir genommen, um mich besser zu fühlen.	Ich habe andere Menschen um Hilfe und Rat gebeten.	Ich habe versucht, etwas Gutes in dem zu finden, was mir passiert ist.	Ich habe gebetet oder meditiert.
N	Gültig	130	130	130	130	130	130	130
	Fehlend	0	0	0	0	0	0	0
Mittelwert		20,6769	61,2923	2,78	1,75	2,42	2,82	1,70
Median		21,0000	64,0000	3,00	1,00	2,00	3,00	1,00
Modus		22,00	64,00	3	1	3	3	1
Std.-Abweichung		4,67919	9,18327	,780	,918	,939	,811	1,009
Varianz		21,895	84,332	,609	,842	,882	,658	1,018

a. Geschlecht = männlich

Tabelle 18: Gruppierte Analyse von Coping nach Geschlecht (männlich)

Statistiken[a]

		olbi_ges	resi_ges	Ich habe aktiv gehandelt, um die Situation zu verbessern.	Ich habe Alkohol oder andere Mittel zu mir genommen, um mich besser zu fühlen.	Ich habe andere Menschen um Hilfe und Rat gebeten.	Ich habe versucht, etwas Gutes in dem zu finden, was mir passiert ist.	Ich habe gebetet oder meditiert.
N	Gültig	388	388	388	388	388	388	388
	Fehlend	0	0	0	0	0	0	0
Mittelwert		21,4639	60,4304	2,85	1,63	2,75	3,03	1,77
Median		22,0000	62,0000	3,00	1,00	3,00	3,00	1,00
Modus		21,00	66,00	3	1	3	3	1
Std.-Abweichung		3,82583	7,30564	,754	,866	,893	,681	1,038
Varianz		14,637	53,372	,569	,749	,798	,464	1,078

a. Geschlecht = weiblich

Tabelle 19: Gruppierte Analyse von Coping nach Geschlecht (weiblich)

Reliabilitätsstatistiken

Cronbachs Alpha	Anzahl der Items
,852	11

Tabelle 20: Reliabilitätsstatisik zu „RS-11"

Reliabilitätsstatistiken

Cronbachs Alpha	Anzahl der Items
,636	2

Tabelle 21: Reliabilitätsstatisik zu „Akzeptanz des Selbst/des eigenen Lebens"

Anhang II: SPSS Daten

Reliabilitätsstatistiken

Cronbachs Alpha	Anzahl der Items
,828	9

Tabelle 22: Reliabilitätsstatisik zu „persönliche Kompetenz"

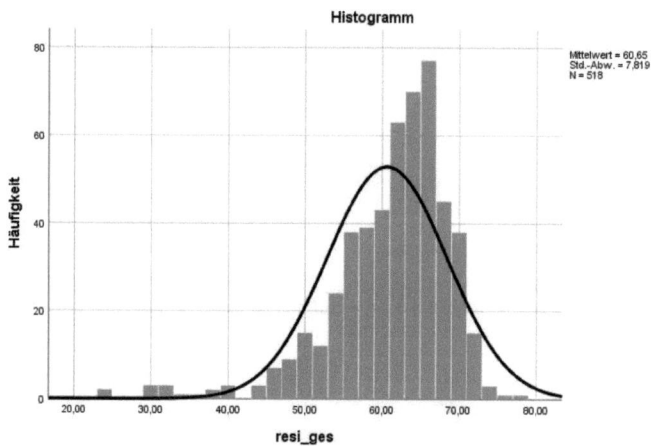

Abbildung 17: Histogramm zum RS-11

Statistiken

resi_ges

N	Gültig	518
	Fehlend	0
Mittelwert		60,6467
Median		62,0000
Modus		66,00
Std.-Abweichung		7,81883
Varianz		61,134
Schiefe		-1,516
Standardfehler der Schiefe		,107
Kurtosis		3,630
Standardfehler der Kurtosis		,214
Minimum		24,00
Maximum		77,00

Tabelle 23: Statisiken zu RS-11

Anhang II: SPSS Daten

Item-Skala-Statistiken

	Skalenmittelwert, wenn Item weggelassen	Skalenvarianz, wenn Item weggelassen	Korrigierte Item-Skala-Korrelation	Cronbachs Alpha, wenn Item weggelassen
Wenn ich Pläne habe, verfolge ich sie auch.	54,88	53,085	,540	,840
Normalerweise schaffe ich alles irgendwie.	54,76	52,823	,636	,836
Es ist mir wichtig, an vielen Dingen interessiert zu bleiben.	54,98	50,704	,538	,840
Ich mag mich.	55,27	50,773	,530	,840
Ich kann mehrere Dinge gleichzeitig bewältigen.	55,20	51,199	,511	,842
Ich bin entschlossen.	55,17	49,949	,591	,835
Ich behalte an vielen Dingen Interesse.	55,34	49,441	,628	,832
Ich finde öfter etwas, worüber ich lachen kann.	54,81	51,406	,539	,840
Normalerweise kann ich eine Situation aus mehreren Perspektiven betrachten.	55,06	52,925	,482	,844
Ich kann mich auch überwinden, Dinge zu tun, die ich eigentlich nicht machen will.	55,39	53,154	,425	,848
In mir steckt genügend Energie, um alles zu machen, was ich machen muss.	55,60	48,522	,561	,839

Tabelle 24: Item-Skala-Statistiken RS-11

Statistiken[a]

		olbi_ges	resi_ges	Ich habe aktiv gehandelt, um die Situation zu verbessern.	Ich habe Alkohol oder andere Mittel zu mir genommen, um mich besser zu fühlen.	Ich habe andere Menschen um Hilfe und Rat gebeten.	Ich habe versucht, etwas Gutes in dem zu finden, was mir passiert ist.	Ich habe gebetet oder meditiert.
N	Gültig	130	130	130	130	130	130	130
	Fehlend	0	0	0	0	0	0	0
Mittelwert		20,6769	61,2923	2,78	1,75	2,42	2,82	1,70
Median		21,0000	64,0000	3,00	1,00	2,00	3,00	1,00
Modus		22,00	64,00	3	1	3	3	1
Std.-Abweichung		4,67919	9,18327	,780	,918	,939	,811	1,009
Varianz		21,895	84,332	,609	,842	,882	,658	1,018

a. Geschlecht = männlich

Tabelle 25: Gruppierte Analyse nach Geschlecht (männlich)

Anhang II: SPSS Daten

Statistiken[a]

		olbi_ges	resi_ges	Ich habe aktiv gehandelt, um die Situation zu verbessern.	Ich habe Alkohol oder andere Mittel zu mir genommen, um mich besser zu fühlen.	Ich habe andere Menschen um Hilfe und Rat gebeten.	Ich habe versucht, etwas Gutes in dem zu finden, was mir passiert ist.	Ich habe gebetet oder meditiert.
N	Gültig	388	388	388	388	388	388	388
	Fehlend	0	0	0	0	0	0	0
Mittelwert		21,4639	60,4304	2,85	1,63	2,75	3,03	1,77
Median		22,0000	62,0000	3,00	1,00	3,00	3,00	1,00
Modus		21,00	66,00	3	1	3	3	1
Std.-Abweichung		3,82583	7,30564	,754	,866	,893	,681	1,038
Varianz		14,637	53,372	,569	,749	,798	,464	1,078

a. Geschlecht = weiblich

Tabelle 26: Gruppierte Analyse nach Geschlecht (weiblich)

Statistiken[a]

		olbi_ges	resi_ges
N	Gültig	303	303
	Fehlend	0	0
Mittelwert		21,7492	60,7987
Median		22,0000	62,0000
Modus		21,00	64,00
Std.-Abweichung		3,87424	7,33149
Varianz		15,010	53,751

a. Weiterbildungsstand Facharztausbildung bzw. Position = Assistenzarzt

Tabelle 27: Gruppierte Analyse nach Weiterbildungsstand (Assistenzarzt)

Statistiken[a]

		olbi_ges	resi_ges
N	Gültig	124	124
	Fehlend	0	0
Mittelwert		20,9435	59,9839
Median		21,0000	61,5000
Modus		20,00	64,00
Std.-Abweichung		4,06112	7,76587
Varianz		16,493	60,309

a. Weiterbildungsstand Facharztausbildung bzw. Position = Facharzt

Tabelle 28: Gruppierte Analyse nach Weiterbildungsstand (Facharzt)

Statistiken[a]

		olbi_ges	resi_ges
N	Gültig	91	91
	Fehlend	0	0
Mittelwert		20,0989	61,0440
Median		20,0000	63,0000
Modus		22,00	66,00
Std.-Abweichung		4,44736	9,35701
Varianz		19,779	87,554

a. Weiterbildungsstand Facharztausbildung bzw. Position = Facharzt in Oberarzt-/Chefarztposition

Tabelle 29: Gruppierte Analyse nach Weiterbildungsstand (Facharzt in Oberarzt-/Chefarztposition)

Statistiken[a]

		olbi_ges	resi_ges
N	Gültig	404	404
	Fehlend	0	0
Mittelwert		21,2673	60,8540
Median		21,0000	62,0000
Modus		22,00	64,00
Std.-Abweichung		4,07228	7,96805
Varianz		16,583	63,490

a. Beschäftigungsumfang = Vollzeit (100%)

Tabelle 30: Gruppierte Analyse nach Beschäftigungsumfang (Vollzeit)

Statistiken[a]

		olbi_ges	resi_ges
N	Gültig	114	114
	Fehlend	0	0
Mittelwert		21,2632	59,9123
Median		21,0000	61,5000
Modus		23,00	66,00
Std.-Abweichung		4,06377	7,25095
Varianz		16,514	52,576

a. Beschäftigungsumfang = Teilzeit (weniger als 100%)

Tabelle 31: Gruppierte Analyse nach Beschäftigungsumfang (Teilzeit)

Anhang II: SPSS Daten

Statistiken[a]

N		olbi_ges	resi_ges
N	Gültig	109	109
	Fehlend	0	0
Mittelwert		19,8624	61,1560
Median		20,0000	62,0000
Modus		20,00[b]	64,00
Std.-Abweichung		4,42105	6,76343
Varianz		19,546	45,744

a. Fachrichtung = Anästhesie

b. Mehrere Modi vorhanden. Der kleinste Wert wird angezeigt.

Tabelle 32: Gruppierte Analyse nach Fachrichtung (Anästhesie)

Statistiken[a]

N		olbi_ges	resi_ges
N	Gültig	171	171
	Fehlend	0	0
Mittelwert		22,0526	61,0936
Median		22,0000	62,0000
Modus		23,00	64,00[b]
Std.-Abweichung		3,92018	6,90886
Varianz		15,368	47,732

a. Fachrichtung = Innere Medizin oder Allgemeinmedizin

b. Mehrere Modi vorhanden. Der kleinste Wert wird angezeigt.

Tabelle 33: Gruppierte Analyse nach Fachrichtung (Innere Medizin oder Allgemeinmedizin)

Statistiken[a]

		olbi_ges	resi_ges
N	Gültig	98	98
	Fehlend	0	0
Mittelwert		21,4082	59,8673
Median		21,0000	62,0000
Modus		22,00	66,00
Std.-Abweichung		3,72740	9,82280
Varianz		13,894	96,487

a. Fachrichtung = Chirurgie

Tabelle 34: Gruppierte Analyse nach Fachrichtung (Chirurgie)

Statistiken[a]

		olbi_ges	resi_ges
N	Gültig	42	42
	Fehlend	0	0
Mittelwert		21,8095	58,8095
Median		22,0000	61,0000
Modus		22,00	60,00
Std.-Abweichung		3,67747	9,37885
Varianz		13,524	87,963

a. Fachrichtung = Urologie/Gynäkologie

Tabelle 35: Gruppierte Analyse nach Fachrichtung (Urologie/Gynäkologie)

Statistiken[a]

		olbi_ges	resi_ges
N	Gültig	98	98
	Fehlend	0	0
Mittelwert		21,0816	60,8673
Median		21,0000	62,0000
Modus		21,00	66,00
Std.-Abweichung		4,04274	7,40387
Varianz		16,344	54,817

a. Fachrichtung = Sonstiges

Tabelle 36: Gruppierte Analyse nach Fachrichtung (Sonstiges)

Anhang II: SPSS Daten

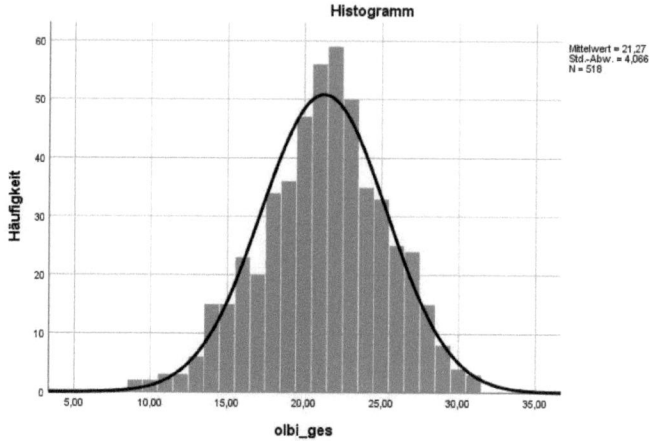

Abbildung 18: Histogramm zum OLBI

Statistiken

olbi_ges

N	Gültig	518
	Fehlend	0
Mittelwert		21,2664
Median		21,0000
Modus		22,00
Std.-Abweichung		4,06648
Varianz		16,536
Schiefe		-,232
Standardfehler der Schiefe		,107
Kurtosis		-,068
Standardfehler der Kurtosis		,214
Minimum		9,00
Maximum		31,00

Tabelle 37: Statisiken OLBI

Reliabilitätsstatistiken

Cronbachs Alpha	Anzahl der Items
,839	8

Tabelle 38: Reliabilitätsstatisik OLBI

Item-Skala-Statistiken

	Skalenmittelwert, wenn Item weggelassen	Skalenvarianz, wenn Item weggelassen	Korrigierte Item-Skala-Korrelation	Cronbachs Alpha, wenn Item weggelassen
Es gibt Tage, an denen ich müde bin, bevor ich zur Arbeit komme.	17,73	13,544	,476	,832
Nach der Arbeit brauche ich zunehmend mehr Zeit, um mich zu entspannen und besser zu fühlen.	18,22	12,268	,646	,810
Ich kann den Druck meiner Arbeit sehr gut ertragen.	19,18	13,472	,574	,821
Während meiner Arbeit fühle ich mich oft emotional ausgelaugt.	18,78	12,206	,639	,811
Nach der Arbeit habe ich genug Energie für meine Freizeitaktivitäten.	18,49	12,796	,565	,821
Nach meiner Arbeit fühle ich mich normalerweise erschöpft und müde.	18,23	12,446	,658	,808
Normalerweise kann ich die Menge meiner Arbeit gut bewältigen.	19,21	13,475	,471	,832
Wenn ich arbeite, fühle ich mich normalerweise voller Energie.	19,03	13,406	,533	,825

Tabelle 39: Item-Skala-Statistiken OLBI

Anhang II: SPSS Daten

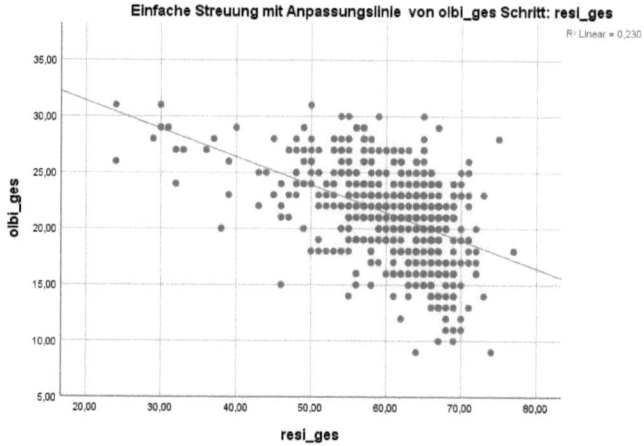

Abbildung 19: Einfache Streuung Resilienz und Burnout

Korrelationen

		olbi_ges	resi_ges
olbi_ges	Korrelation nach Pearson	1	-,480**
	Signifikanz (2-seitig)		,000
	N	518	518
resi_ges	Korrelation nach Pearson	-,480**	1
	Signifikanz (2-seitig)	,000	
	N	518	518

**. Die Korrelation ist auf dem Niveau von 0,01 (2-seitig) signifikant.

Tabelle 40: Korrelation Resilienz und Burnout

Modellzusammenfassung

Modell	R	R-Quadrat	Korrigiertes R-Quadrat	Standardfehler des Schätzers
1	,480a	,230	,229	3,57166

a. Einflußvariablen : (Konstante), resi_ges

Tabelle 41: Modellzusammenfassung Resilienz und Burnout

Anhang II: SPSS Daten

ANOVA[a]

Modell		Quadratsumme	df	Mittel der Quadrate	F	Sig.
1	Regression	1966,736	1	1966,736	154,172	,000[b]
	Nicht standardisierte Residuen	6582,499	516	12,757		
	Gesamt	8549,236	517			

a. Abhängige Variable: olbi_ges
b. Einflußvariablen : (Konstante), resi_ges

Tabelle 42: ANOVA Resilienz und Burnout

Koeffizienten[a]

Modell		Nicht standardisierte Koeffizienten		Standardisierte Koeffizienten	T	Sig.
		RegressionskoeffizientB	Std.-Fehler	Beta		
1	(Konstante)	36,395	1,228		29,626	,000
	resi_ges	-,249	,020	-,480	-12,417	,000

a. Abhängige Variable: olbi_ges

Tabelle 43: (Regressions-) Koeffizienten Resilienz und Burnout

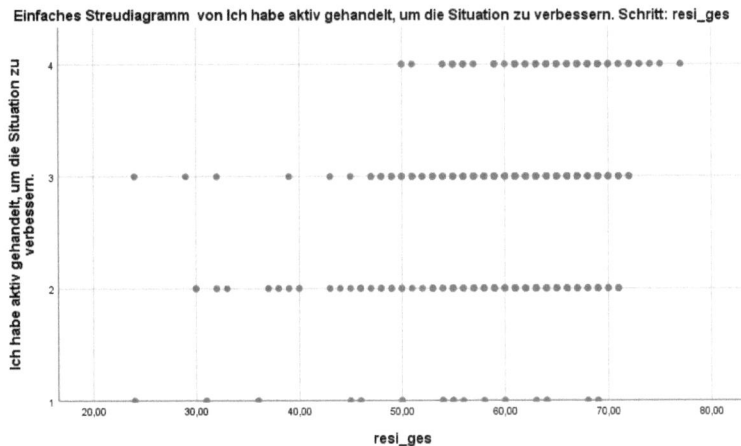

Abbildung 20: Einfache Streuung Resilienz und aktives Coping

95

Anhang II: SPSS Daten

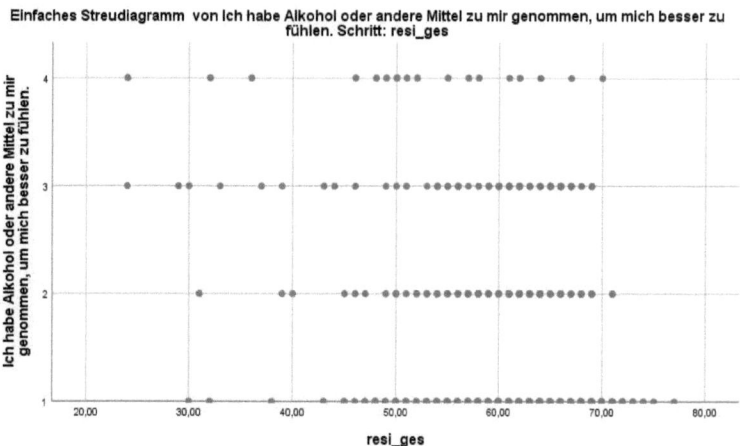

Abbildung 21: Einfache Streuung Resilienz und Gebrauch von Substanzen

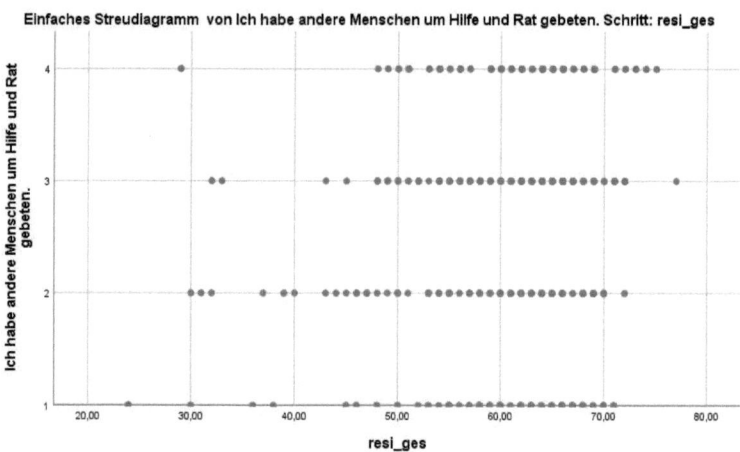

Abbildung 22: Einfache Streuung Resilienz und instrumentelle Unterstützung

Anhang II: SPSS Daten

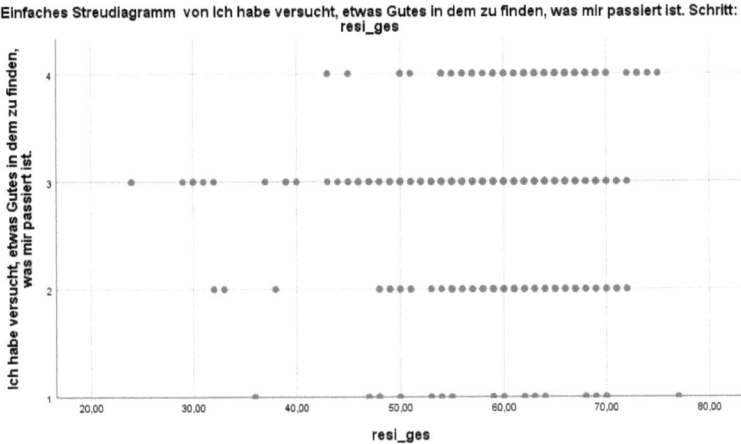

Abbildung 23: Einfache Streuung Resilienz und positive Umdeutung

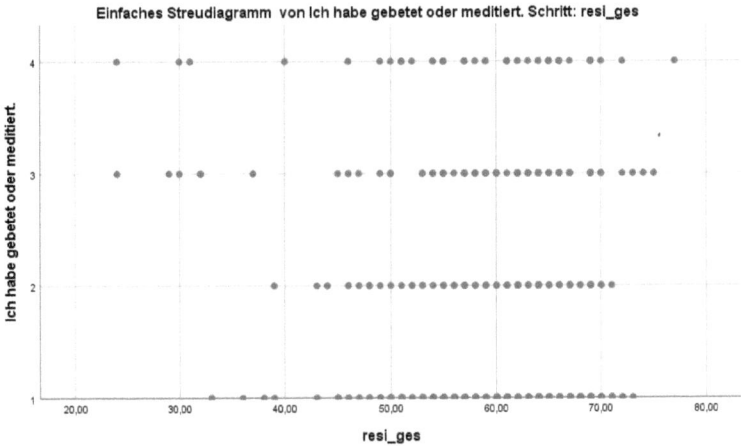

Abbildung 24: Einfache Streuung Resilienz und Religion

Anhang II: SPSS Daten

Korrelationen

		resi_ges	Ich habe aktiv gehandelt, um die Situation zu verbessern.
resi_ges	Korrelation nach Pearson	1	,292**
	Signifikanz (2-seitig)		,000
	N	518	518
Ich habe aktiv gehandelt, um die Situation zu verbessern.	Korrelation nach Pearson	,292**	1
	Signifikanz (2-seitig)	,000	
	N	518	518

**. Die Korrelation ist auf dem Niveau von 0,01 (2-seitig) signifikant.

Tabelle 44: Korrelation Resilienz und „aktives Coping"

Korrelationen

		resi_ges	Ich habe andere Menschen um Hilfe und Rat gebeten.
resi_ges	Korrelation nach Pearson	1	,131**
	Signifikanz (2-seitig)		,003
	N	518	518
Ich habe andere Menschen um Hilfe und Rat gebeten.	Korrelation nach Pearson	,131**	1
	Signifikanz (2-seitig)	,003	
	N	518	518

**. Die Korrelation ist auf dem Niveau von 0,01 (2-seitig) signifikant.

Tabelle 45: Korrelation Resilienz und „instrumentelle Unterstützung"

Anhang II: SPSS Daten

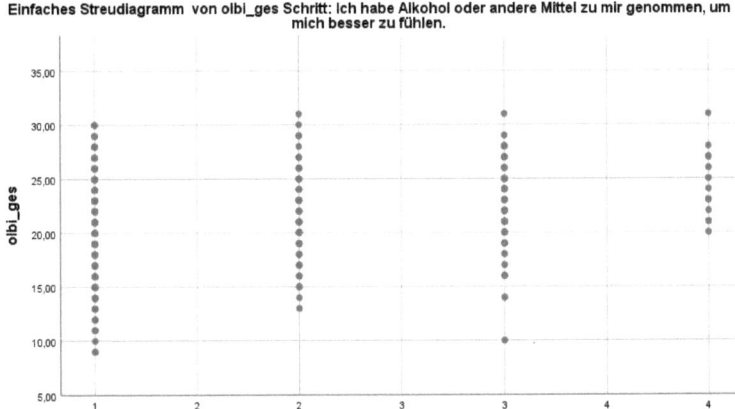

Abbildung 25: Einfache Streuung Burnout und Gebrauch von Substanzen

Korrelationen

		Ich habe Alkohol oder andere Mittel zu mir genommen, um mich besser zu fühlen.	olbi_ges
Ich habe Alkohol oder andere Mittel zu mir genommen, um mich besser zu fühlen.	Korrelation nach Pearson	1	,242**
	Signifikanz (2-seitig)		,000
	N	518	518
olbi_ges	Korrelation nach Pearson	,242**	1
	Signifikanz (2-seitig)	,000	
	N	518	518

**. Die Korrelation ist auf dem Niveau von 0,01 (2-seitig) signifikant.

Tabelle 46: Korrelation Burnout und „Gebrauch von Substanzen"

```
Run MATRIX procedure:

**************** PROCESS Procedure for SPSS Version 3.4 *****************

          Written by Andrew F. Hayes, Ph.D.    www.afhayes.com
    Documentation available in Hayes (2018). www.guilford.com/p/hayes3

**************************************************************************
Model : 4
    Y : olbi_ges
    X : resi_ges
    M : cope_01

Sample
Size: 518

**************************************************************************
OUTCOME VARIABLE:
 cope_01

Model Summary
          R       R-sq       MSE      F(HC3)       df1         df2          p
      ,2924      ,0855     ,5300     44,0479    1,0000    516,0000      ,0000

Model
              coeff    se(HC3)         t         p        LLCI        ULCI
constant     1,1053     ,2619     4,2201     ,0000      ,5907      1,6198
resi_ges      ,0284     ,0043     6,6369     ,0000      ,0200       ,0369

**************************************************************************
OUTCOME VARIABLE:
 olbi_ges

Model Summary
          R       R-sq       MSE      F(HC3)       df1         df2          p
      ,4822      ,2325   12,7413    80,0968    2,0000    515,0000      ,0000

Model
              coeff    se(HC3)         t         p        LLCI        ULCI
constant    36,6992    1,2206    30,0676     ,0000    34,3013     39,0971
resi_ges     -,2416     ,0202   -11,9901     ,0000     -,2812      -,2020
cope_01      -,2754     ,2170    -1,2691     ,2050     -,7017       ,1509

********************** TOTAL EFFECT MODEL ****************************
OUTCOME VARIABLE:
 olbi_ges

Model Summary
          R       R-sq       MSE      F(HC3)       df1         df2          p
      ,4796      ,2300   12,7568   162,1306    1,0000    516,0000      ,0000

Model
              coeff    se(HC3)         t         p        LLCI        ULCI
constant    36,3948    1,1730    31,0263     ,0000    34,0903     38,6993
resi_ges     -,2495     ,0196   -12,7330     ,0000     -,2879      -,2110

*************** TOTAL, DIRECT, AND INDIRECT EFFECTS OF X ON Y **************

Total effect of X on Y
    Effect    se(HC3)        t         p        LLCI        ULCI        c_ps
c_cs
     -,2495     ,0196   -12,7330     ,0000     -,2879      -,2110      -,0613
    -,4796

Direct effect of X on Y
    Effect    se(HC3)        t         p        LLCI        ULCI       c'_ps
c'_cs
     -,2416     ,0202   -11,9901     ,0000     -,2812      -,2020      -,0594
    -,4646
```

```
Indirect effect(s) of X on Y:
          Effect    BootSE    BootLLCI    BootULCI
cope_01   -,0078    ,0064     -,0213      ,0042

Partially standardized indirect effect(s) of X on Y:
          Effect    BootSE    BootLLCI    BootULCI
cope_01   -,0019    ,0016     -,0052      ,0010

Completely standardized indirect effect(s) of X on Y:
          Effect    BootSE    BootLLCI    BootULCI
cope_01   -,0151    ,0123     -,0410      ,0079

*********** BOOTSTRAP RESULTS FOR REGRESSION MODEL PARAMETERS ************

OUTCOME VARIABLE:
 cope_01

           Coeff    BootMean   BootSE    BootLLCI    BootULCI
constant   1,1053   1,0992     ,2579     ,5940       1,6021
resi_ges   ,0284    ,0285      ,0042     ,0204       ,0367

----------

OUTCOME VARIABLE:
 olbi_ges

           Coeff    BootMean   BootSE    BootLLCI    BootULCI
constant   36,6992  36,7192    1,2343    34,3343     39,1435
resi_ges   -,2416   -,2418     ,0205     -,2829      -,2025
cope_01    -,2754   -,2761     ,2179     -,7112      ,1458

********************* ANALYSIS NOTES AND ERRORS *************************

Level of confidence for all confidence intervals in output:
 95,0000

Number of bootstrap samples for percentile bootstrap confidence intervals:
 5000

NOTE: A heteroscedasticity consistent standard error and covariance matrix
estimator was used.

------ END MATRIX -----
```

Abbildung 26: Ausgabe Mediationsanalyse